合肥工业大学研究生科技创新基金资助出版

# 穿心莲内酯超临界 $CO_2$ 萃取结晶研究

著　张文成　　导师　潘　见



合肥工业大学出版社

**图书在版编目(CIP)数据**

穿心莲内酯超临界$CO_2$萃取结晶研究/张文成著．—合肥：合肥工业大学出版社，2008.12

(斛兵博士文丛)

ISBN 978-7-81093-865-5

Ⅰ．穿…　Ⅱ．张…　Ⅲ．穿心莲—内酯—超临界流动—二氧化碳—萃取—结晶—研究　Ⅳ．R282.71

中国版本图书馆CIP数据核字(2008)第195307号

**穿心莲内酯超临界$CO_2$萃取结晶研究**

张文成　著　　策划编辑　马国锋　　责任编辑　吴毅明　孟宪余

| | | | |
|---|---|---|---|
| 出　版 | 合肥工业大学出版社 | 版　次 | 2008年12月第1版 |
| 地　址 | 合肥市屯溪路193号 | 印　次 | 2008年12月第1次印刷 |
| 邮　编 | 230009 | 开　本 | 710毫米×1000毫米　1/16 |
| 电　话 | 总编室：0551—2903038 | 印　张 | 9.5 |
| | 发行部：0551—2903198 | 字　数 | 145千字 |
| 网　址 | www.hfutpress.com.cn | 印　刷 | 合肥工业大学印刷厂 |
| E-mail | press@hfutpress.com.cn | 发　行 | 全国新华书店 |

ISBN 978-7-81093-865-5　　定价：28.00元

## 《斛兵博士文丛》出版委员会学术委员会



## 出版编辑委员会

# 出版说明

为贯彻教育部《关于实施研究生教育创新计划 加强研究生创新能力培养 进一步提高培养质量的若干意见》（教研〔2005〕1号）文件精神，培养研究生创新意识、创新能力，提高研究生培养质量，合肥工业大学设立了研究生科技创新基金，以支持和资助研究生的教育创新活动，为创新人才的成长创造条件。学校领导高度重视研究生教育创新，出版的《斛兵博士文丛》就是创新基金资助的项目之一。

《斛兵博士文丛》入选的博士学位论文是合肥工业大学2007年度部分优秀的博士学位论文。为提高学位论文的出版质量，《斛兵博士文丛》以注重创新为出版原则，充分展示我校博士研究生在基础与应用研究方面的成绩。

《斛兵博士文丛》的出版，得到了校学位委员会、学术委员会和有关专家的大力支持，也得到了研究生导师和研究生的热情支持，我们谨此表示感谢，希望今后能继续得到他们的支持与帮助。

我们力求把这项工作做好，但由于学识水平有限，书中难免存在不足之处，敬请读者给予批评指正。

**合肥工业大学研究生学位论文出版编辑委员会**

**2008年12月**

# 总　序

当今世界科学技术突飞猛进，知识经济飞速发展，以经济和科技为基础的综合国力的竞争日趋激烈。而科技的竞争、经济的竞争乃至综合国力的竞争，归根结底是人才的竞争。面对新的形势、新的要求，党中央先后作出了实施“科教兴国”、“人才强国”战略和走自主创新道路，建设创新型国家的重大决策。胡锦涛同志在党的十七大报告中又提出，建设人力资源强国和创新型国家是我国全面夺取建设小康社会新胜利的两大新目标。高等学校是国家创新体系的重要组成部分，肩负着培养自主创新型人才的历史使命。研究生教育处于高等教育的最高层次，是国家培养高层次创新型人才的主要渠道。研究生，特别是博士研究生的科研工作，一般处于本学科的前沿，具有一定的创造性。为鼓励广大研究生，特别是博士研究生选择具有重大意义的科技前沿课题进行研究，进一步提高研究生的创新意识、创新精神、创新能力，激励、调动我校博士研究生及其指导教师进一步重视提高博士学位论文质量和争创优秀博士学位论文的主动性和积极性，展示我校博士研究生的学术水平，为他们的尽快成才搭建平台，学校经过精心策划，编辑出版了《斛兵博士文丛》。

此次入选《斛兵博士文丛》的论著，均为2007年毕业并获得博士学位的博士研究生学位论文，是在广泛动员、严格把关的基础上，根据质量第一、公平公开、规范评审的原则认真遴选出来的。同时这些论著注重坚持基础研究与应用研究并举，是兼顾理论价值与实践意义的最新研究成果。可以说，这套《斛兵博士文丛》（第二卷）虽然也可能有这样或那样的不足，但基本反映了我校博士研究生所具有的坚实的理论基础、系统的专门知识，以及较高的学术造诣和分析能力；体现了他们崇尚学术、追求真理、勇于创新的科学精神，实事求是、严谨认真的治学态度，不断进取、追求卓越的学术品格；展现了我校“勤奋、严谨、求实、创新”的校风学风。

建校 63 年来，学校充分发挥人才培养、科学研究和服务社会的功能，为国家和社会培养了一大批杰出人才，一代又一代的莘莘学子在这里勤奋耕耘、茁壮成长。出版《斛兵博士文丛》也是我校实施研究生教育创新工程、培养研究生创新精神、提高研究生创新能力的一个重要举措。合肥工业大学经过 63 年的建设和发展，逐步形成自身的办学特色，也取得许多令人瞩目的成就。我们正在不断改善办学条件，逐步完善相关政策，营造有利于高层次创新型人才尽快成长的良好环境，确保学校多出人才、快出人才、出好人才。

我衷心希望广大研究生特别是博士研究生，发扬我校优良的传统、校风、学风，在合肥工业大学自由宽松、开放和谐、充满生机和活力的学术环境中奋发努力、锐意进取、勇于创新，通过自己的辛勤劳动和刻苦钻研写出更好的论文，为进一步提高我校的学术水平、科研创新能力和综合实力作出更大的贡献，努力把学校建设成为国内先进、国际知名的创新型高水平大学。

合肥工业大学校长
教授、博士生导师

二〇〇八年十一月

# 致　谢

本文是在导师潘见教授的悉心指导和关怀下完成的。从论文的选题、实验方案的确定、实验过程到最后论文的撰写，每一环节都倾注了导师的大量心血。本人在攻读博士学位期间，导师的渊博知识、严谨的治学态度、求实创新的工作精神和宽阔的胸怀，对我产生了深刻的影响，使我在学术上和思想上都有了很大的进步，让我受益颇深。在此论文完成之际，谨向他致以崇高的敬意和衷心的感谢。

在论文撰写过程中，袁传勋研究员、谢慧明副教授、王国霞副教授、曾庆梅副教授等都给予了无私的关怀和帮助；在实验结果检测、数据整理过程中，中国科学技术大学陈克勋博士也提供了许多帮助和支持，使得我的毕业论文能够顺利完成，在此向他们致以诚挚的谢意。

在实验过程中，本实验室王武老师（在读博士）、胡学桥老师、陈群博士、雍技师弟、杨毅师弟、张庆勇师弟、何明海师弟等都给予了许多帮助，在此，向他们表示最诚挚的谢意。

此外，在实验过程中，得到了中国科学技术大学测试中心的多位老师的支持和帮助，在此，表示深深的谢意。

感谢合肥拓峰生物工程有限责任公司谢慧猛副总经理多年来在我学习、工作、生活等诸多方面的关心和照顾，以及合肥拓峰公司所提供的许多实验条件和对个人在社会舞台上锻炼的机会。

感谢国家自然科学基金项目（项目编号：29976008）资助。

感谢我的妻子宜霁及家人对我的理解与支持。

最后，向所有关心、支持和帮助过我的老师、同事、同学、朋友、师兄弟妹们表示感谢。

**张文成**

**2005 年 3 月于合肥**

# 摘　要


穿心莲内酯是一种重要的中药有效成分。其作为注射剂原料，有极高的纯度要求。为了高效分离穿心莲内酯，作者以穿心莲浸膏为实验原料，采用超临界流体萃取结晶法进行了穿心莲内酯的分离纯化研究。系统地分析了超临界流体萃取结晶机理，并对影响萃取结晶的因素进行了解析；研究了超临界 $CO_2$（SC－$CO_2$）萃取结晶工艺参数，如压力、温度、时间、流量、结晶器以及材质、板间距、结晶器的表面形态等对目标产物——穿心莲内酯的纯度、结晶率、形貌、结晶度、晶型、分子结构等的影响，并采用高效液相色谱、扫描电镜、X 射线粉末衍射、红外光谱法进行了实验结果分析；利用响应曲面法建立了相关工艺模型；考察了夹带剂强化、磁场强化和重复萃取结晶法对超临界 $CO_2$ 萃取结晶穿心莲内酯的影响。

理论分析和实验研究结果表明：

(1)SC－$CO_2$ 萃取结晶法可有效分离浸膏中的穿心莲内酯，重复萃取结晶 3 次后，产品的纯度仍可达 98%以上。

(2)SC－$CO_2$ 萃取结晶穿心莲内酯时，晶体在结晶板上依纯度呈梯度分布。

(3)依表面吸附、晶核形成、晶体生长和梯度结晶四方面分析，超临界流体萃取结晶具有下列特征：

①结晶器为超临界流体萃取结晶提供了一个表面吸附场，能降低结晶过程的界面活化能，从而形成吸附结晶，所以结晶器是影响萃取结晶的一个重要因素；

②就晶核形成、晶体生长而言，温度、压力的变化影响着结晶成核的过饱和度和结晶成核的能垒，而外场，如磁场、电场等也能影响结晶成核的能垒；

③就梯度结晶而言，溶质中不同组分因物性及受结晶板表面作用效果的

不同，导致在结晶板上形成不同的迁移阻尼系数，从而产生梯度结晶分离。

(4)影响萃取结晶的三个主要外因：

①工艺条件，其中压力、温度影响超临界流体萃取结晶时具有两面性，即压力或温度在促进萃取的同时却抑制了结晶，或在促进结晶的同时却抑制了萃取；

②结晶器，其表面形态、材质、板间距的变化，不同程度上都能影响萃取结晶效果；

③外场，如磁场、电场对萃取结晶能产生正相或负相作用。

(5)在萃取结晶温度55℃、时间90min、$CO_2$流量15L/min、压力小于等于25MPa条件下，结晶板上部穿心莲内酯的纯度，随着压力的升高而增加；结晶板上部穿心莲内酯的结晶率在低于15MPa(原料纯度90%)时呈增加趋势，而超过15MPa后呈下降趋势；晶体颗粒度随压力的升高而变细小、无规则；XRD分析结果表明：穿心莲内酯的结晶度随着压力的增加而提高，压力大于等于25MPa时，穿心莲内酯大部分进入分离釜，晶体的溶解性强于吸附结晶作用，因而萃取作用显著；IR分析结果表明：萃取结晶压力的变化不会改变穿心莲内酯晶体的分子结构。

(6)在萃取结晶压力为16MPa、时间90min、$CO_2$流量15L/min条件下，萃取结晶温度在35℃～65℃范围内变化，当温度达到55℃时，萃取结晶穿心莲内酯的纯度最高，且适当提高温度有利于缩短萃取结晶时间、改善晶体的颗粒度和均匀性；XRD分析结果表明：随着温度的升高，所得晶体的结晶度有所增加；IR分析结果表明：超临界$CO_2$萃取结晶温度的变化不会改变穿心莲内酯晶体的分子结构。

(7)在萃取结晶压力为16MPa、温度55℃、$CO_2$流量15L/min条件下，延长结晶时间，有利于提高穿心莲内酯的纯度和改良晶体形貌。但过度延长时间将降低工作效率，一般选择时间约为90min。

(8)在萃取结晶压力16MPa、温度55℃、时间90min条件下，适当增加$CO_2$流量，有利于穿心莲内酯结晶，更有利于缩短萃取结晶时间。但流量超过一定值后，穿心莲内酯纯度却与流量呈负相关性。

(9)用响应曲面法(RSM)进行了超临界$CO_2$萃取结晶穿心莲内酯工艺模型的选择和验证。根据该模型进行了工艺参数的优选，以结晶率与纯度为指标，实验所得穿心莲内酯超临界 $CO_2$ 萃取结晶优化工艺条件为：压力 15～20MPa、温度 50℃～60℃、时间 60～90min。

(10)优选不锈钢材质的结晶板，可获较优萃取结晶率和产品纯度；随着结晶器高径比的增大，结晶率增加，而纯度的增长率不大，所以结晶器高径比一般选择为 6∶1～8∶1；随着结晶板间隙的变小，萃取结晶率先增后降，穿心莲内酯纯度变化率却不明显，所以较优的结晶板间隙为 0.4～0.6cm；结晶板由下至上，穿心莲内酯晶体颗粒越来越规则，颗粒度也有所增加。

(11)夹带剂、磁场、重复萃取结晶均可增强超临界 $CO_2$ 萃取结晶效果：

①乙醇、丙酮、异丙醇、乙酸乙酯四种夹带剂中，乙酸乙酯分离纯化效果最好，且也能与前处理工序中选择的浸提溶剂相统一，减少采用多种溶剂存在的污染。

②磁场强化法对超临界 $CO_2$ 萃取结晶穿心莲内酯具有促进作用；在萃取结晶温度为 55℃、时间 60min、$CO_2$ 流量 15L/min、磁场强度 0.1T 条件下，压力在 8～16MPa 范围内变化时，相比无磁场作用，结晶率提高了 5%左右。

③重复萃取结晶法既能提高穿心莲内酯的纯度，也能改善超临界 $CO_2$ 萃取结晶条件，特别是降低压力、缩短工作时间，且重复萃取结晶法得到的产品呈絮状团聚，颗粒度更细小，有利提高穿心莲内酯的溶解性能，可改良药用产品的生物利用度。

(12)选择首次萃取结晶压力为 16MPa、温度 55℃、时间 90min、$CO_2$ 流量 15 L/min，而重复萃取结晶压力为 14MPa、温度 55℃、时间 60min、$CO_2$ 流量 15 L/min 条件下再萃取结晶 2 次后能获得 98%高纯穿心莲内酯的产品，其元素分析、UV 分析结果与参考文献所报道或标准对照品基本一致，而 IR 图谱也与标准对照品完全一致。

显然，超临界 $CO_2$ 萃取结晶技术可高效分离纯化穿心莲内酯等天然产物有效成分，能得到更高纯度、更优质量的“绿色”产品，这为开发新型高档医药、食品、保健品原料提供了一条新途径。

**关键词：**穿心莲内酯；超临界流体；$CO_2$ 萃取结晶；机理；梯度结晶；模型；工艺优化；工艺条件；结晶器；强化措施

# ABSTRACT

Andrographolide is an important active ingredient from Chinese herb-*Andrographis paniculate* (Burm) Nees, which is required very high quality, especially purity, to develop new-type injection. In order to separate and purify andrographolide with high efficiency, the author chooses extraction of *Andrographis paniculate* (Burm) Nees as experimental material, investigating the mechanism of supercritical fluid extraction and crystallization, analyzing the influencing factors; With HPLC (High performance liquid chromatography), SEM (Scaning electron microscope), XRD (X-ray diffraction), IR (Infrary), et al., analyzing and studying the effect of extraction and crystallization pressure, temperature, time, $CO_2$ flux and the structure of crystallization ware on purity, crystallization ratio, crystal morphology, crystallization degree, molecule structure of andrographolide, and so on; also optimizing the correlative processing technology with Response Surface Methodology (RSM); Investigating the means of enhancing supercritical fluid extraction and crystallization, such as entrainer, magnetic field, recrystallization.

All theoretic analysis and experimental results are as follows:

(1) The technology of supercritical $CO_2$ extraction and crystallization can separate and purify andrographolide from extraction of *Andrographis paniculate* (Burm) Nees; the purity of the product is more than 98% after three times of extraction and crystallization.

(2) Andrographolide formed by supercritical $CO_2$ extraction and crystallization is distributed on the crystal board in purity grades.

(3) According to the speciality of supercritical fluid extraction and crystallization, we analyze the principle of extraction and crystallization from surface adsorption, crystal nucleus formation, crystal growth and gradient crystallization: a. crystallization ware comes into a surface adsorbing field for extraction and crystallization, which can debase interface activation energy, inducing adsorption crystallization, so crystallization ware is one of the main factors that influence extraction and crystallization; b. As crystal nucleus is forming and crystal is growing, temperature and pressure can influence supersaturation and energy bulkwark of crystal nucleus formation, and those outside fields, such as magnetic field, electric field, can also influence energy bulkwark of crystal nucleus formation; c. as gradient crystallization goes, different matter quality from components in solution and different effects between component and crystallization board surface can form different damping to moving coefficient, resulting in gradient crystallization and separation.

(4) According to the principle analysis of extraction and crystallization, author finds three main external factors which can influence extraction and crystallization: a. technological conditions, thereinto pressure and temperature can influence extraction and crystallization with positive and negative function; b. the structure of crystallization ware including material, distance between crystallization board and surface shape can also influence extraction and crystallization; c. outer fields, such as magnetic field, electric field, can influence extraction and crystallization with positive and negative function, too.

(5) When temperature is 55℃, time 90min, $CO_2$ flux 15L/min, and the pressure is less than 25MPa, the higher the pressure, the higher the purity of on the upside of crystallization board with supercritical $CO_2$ extraction and crystallization; with the increase of pressure, comparative crystallization mass on the upside firstly increase, when pressure is more than 15MPa (material purity 90%), crystallization mass then decrease;

with the increase of pressure, the particle size is smaller and smaller and more and more ruleless; according to XRD analysis, with the increase of pressure, the diffraction peak of impurity is decreasing, while the intensity of diffraction peak from andrographolide increasing, that is, the crystallization degree is improved with the increase of pressure. According to IR analysis, molecule structure of andrographolide is not changed with the increase of pressure. When the pressure is higher than 25MPa, the extraction of andrographolide is in predominance, which can weaken crystallization function, thus many andrographolide is found in separation container.

(6) We select the technological conditions that pressure is 16MPa, time 90min, $CO_2$ flux 15L/min, and temperature changes between 35℃ and 65℃. When temperature is 55℃, the purity of andrographolide is the highest, what ' s more, the moderate increase of temperature is advantageous to improve the particle size and the homogenization of crystal as well as shorten the time of crystallization; but over-high temperature can decrease the purity of andrographolide. According to XRD analysis, the crystallization degree is improved with the increase of pressure; according to IR analysis, molecule structure of andrographolide is not changed with the increase of temperature.

(7) When pressure is 16MPa, temperature 55℃, $CO_2$ flux 15L/min, the increase of time is advantageous to improve the purity of andrographolide and crystal morphology. But too long time would depress the efficiency, so we select time 90min as extraction and crystallization condition.

(8) When pressure is 16MPa, temperature 55℃, time 90min, the increase of $CO_2$ flux will help andrographolide crystallization to some extent, it also will shorten time of extraction and crystallization; While the $CO_2$ flux exceeds a certain value, the purity of andrographolide could be reduced.

(9) For the first time, the model of technology of supercritical $CO_2$ extraction and crystallization is built with Response Surface Methodology, which is advantageous to select technological parameters, such as pressure of 15-20MPa, temperature of 50℃-60℃, time of 60-90min, the quality of andrographolide is better, the purity and the crystallization ratio of andrographolide is higher.

(10) The board made of stainless steel is preferentially selected from plain glass, ground glass and stainless steel as crystallization board, the crystallization ratio and the purity of andrographolide is the best; moreover, the crystallization ratio is increased with the increase of the ratio of height to diameter, while the purity change indistinctively, especially when the pressure exceed 20MPa, so we set the ratio of height to diameter from 6 : 1 to 8 : 1; Increasing the width between crystallization boards, the crystallization ratio of andrographolide is firstly increased, then decreased, the purity also change indistinctively, the moderate width between boards varies from 0. 4 to 0. 6cm; From the downside of the crystallization board to the upside, the morphology of crystal particulate becomes more and more regular, the diameter of particulate is bigger and bigger.

(11) Entraine, magnetic fieldr, recrystallization can all enhance the effect of extraction and crystallization of andrographolide: a. selecting ethyl acetate as entrainer from ethanol, acetone, petrohol、ethyl acetate, this effect of separation and purification of andrographolide is best, moreover, realizing the unification of extraction solvent and entrainer, and can eliminate the pollution between solvents; b. magnetic field enhancing can improve supercritical $CO_2$ extraction and crystallization. On condition that temperature is 55℃, time 60min, $CO_2$ flux 15L/min, magnetic field intensity 0. 1T, when pressure changes is from 8MPa to 16MPa, crystallization ratio of andrographolide is increased about 5% to without magnetic field; c. recrystallization not only improve the purity of andrographolide, also improve the crystallization technology parameters,

especially debasing pressure; the crystal particle by recrystallization is reunited in floccule, which is advantageous to improve the solubility of the crystal particulate.

(12) When pressure is 16MPa, temperature 55℃, time 90min, $CO_2$ flux 15 L/min in first extraction and crystallization, and recrystallization pressure is 14MPa, temperature 55℃, time 60min, $CO_2$ flux 15 L/min, after three times of extraction and crystallization, we can obtain 98% andrographolide; According to analysis, we find that the results of Element and UV (Ultraviolet) are basically consistent with document reports and standard sample, and the result of IR is wholly consistent with standard sample.

To sum up, we can use the technology of supercritical $CO_2$ extraction and crystallization to separate and purify andrographolide and some other active ingredients from natural materials, and can obtain "green" and safe products with high quality, which is advantageous to be used to develop- high grade medicine, food and healthy food.

**Key words**: Andrographolide; Supercritical fulid; $CO_2$ extraction and crystallization; Principle; Gradient crystallization; Model; Optimization; Technology condition; Crystallization ware; Intensifying measure

# 符号表

| | |
|---|---|
| $G$ | 吉布斯自由能 |
| $\sigma$ | 表面张力 |
| $E$ | 能量 |
| $\mu_i$ | 偶极距 |
| $a$ | 极化度 |
| $P$ | 超临界流体的压力 |
| $T$ | 温度 |
| $t$ | 时间 |
| $h$ | 普郎克常数 |
| $\upsilon_0$ | 电子的振动频率 |
| $c$ | 溶液的浓度 |
| $\rho$ | 密度 |
| $s$ | 过饱和度 |
| $J_N$ | 单位时间单位体积形成晶核的数量 |
| $u_0$ | 流速 |
| $\gamma$ | 比表面能 |
| $C_f$ | 迁移系数 |
| $C_S$ | 迁移阻尼系数 |
| $q$ | 固体表面结构因子 |
| $\epsilon_f$ | 固体表面粗糙度 |
| $\mu$ | 流体粘度 |
| $\delta$ | 厚度 |
| Box—Behnken | 响应曲面法中的一种模式 |

| | |
|---|---|
| Y | 响应值 |
| R—Squared | 模型的确定系数 |
| Adj R—Squared | 模型的调整确定系数 |
| ANOVA | 方差分析 |
| DF | 方差分析中的自由度 |
| *F* 比值 | *F* 检验的比值 |
| *P* 值 | 方差分析中的显著水平 |
| Bar | 长度单位 |
| RSM | 响应曲面法（Response Surface Methodology ） |
| HPLC | 高效液相色谱（High Performance Liquid Chromatography） |
| SEM | 扫描电子显微镜（Scaning Electron Microscope） |
| XRD | X 射线衍射（X-ray Diffraction） |
| IR | 红外（Infrare） |
| UV | 紫外（Ultraviolet） |
| MS | 质谱（Mass Spectrum） |

# 目　录

总序 …………………………………………………………………… (001)

致谢 …………………………………………………………………… (001)

摘要 …………………………………………………………………… (001)

符号表 ………………………………………………………………… (001)

第1章　绪　论 ……………………………………………………… (001)

1.1　课题来源 ……………………………………………………… (001)

1.2　选题背景与意义 ……………………………………………… (001)

1.3　国内外研究概况 ……………………………………………… (002)

1.3.1　穿心莲内酯研究进展 ……………………………………… (002)

1.3.2　超临界 $CO_2$ 萃取的改进措施 ………………………… (004)

1.3.3　超临界流体结晶研究进展 ………………………………… (009)

1.4　主要研究内容 ………………………………………………… (018)

第2章　超临界 $CO_2$ 萃取结晶分离机理 ………………………… (019)

2.1　超临界 $CO_2$ 萃取结晶过程 ………………………………… (019)

2.2　超临界流体萃取结晶机理分析 ……………………………… (022)

2.2.1　表面吸附 …………………………………………………… (022)

2.2.2　晶核形成 …………………………………………………… (025)

2.2.3　晶体生长 …………………………………………………… (028)

2.2.4　梯度结晶 …………………………………………………… (030)

2.3　影响萃取结晶因素综合分析 ………………………………… (033)

2.3.1　工艺条件影响 ……………………………………………… (033)

2.3.2　结晶器影响 ………………………………………………… (034)

2.3.3 外场影响 …… (035)
2.4 本章小结 …… (035)

**第3章 工艺条件对超临界$CO_2$萃取结晶的影响** …… (037)

3.1 实验方案设计 …… (037)
3.1.1 实验材料、设备及仪器 …… (037)
3.1.2 实验方法 …… (038)
3.1.3 检测方法 …… (039)
3.2 实验结果及讨论 …… (040)
3.2.1 超临界$CO_2$萃取结晶现象观察 …… (040)
3.2.2 压力效应 …… (042)
3.2.3 温度效应 …… (048)
3.2.4 时间效应 …… (052)
3.2.5 $CO_2$流量的影响 …… (053)
3.3 本章小结 …… (055)

**第4章 结晶器对超临界流体萃取结晶的影响** …… (056)

4.1 实验方案设计 …… (056)
4.1.1 实验材料、设备及仪器 …… (056)
4.1.2 实验方法 …… (057)
4.2 实验结果与分析 …… (058)
4.2.1 结晶板材质的作用效果 …… (058)
4.2.2 结晶器高径比的作用效果 …… (060)
4.2.3 结晶板间隙的作用效果 …… (063)
4.2.4 SEM观察 …… (065)
4.2.5 XRD分析 …… (066)
4.2.6 讨　论 …… (067)
4.3 本章小结 …… (069)

**第5章 穿心莲内酯超临界$CO_2$萃取结晶工艺优化** …… (070)

5.1 实验方案设计 …… (070)
5.1.1 实验材料、设备及仪器 …… (070)
5.1.2 响应曲面(RSM)实验设计 …… (071)
5.1.3 色谱测定条件 …… (072)

5.2　结果与分析 …………………………………………………………… (072)
5.2.1　工艺参数优化 ……………………………………………………… (072)
5.2.2　超临界 $CO_2$ 萃取结晶穿心莲内酯最佳条件的优选 …… (082)
5.2.3　模型的检验 ………………………………………………………… (083)
5.3　本章小结 ………………………………………………………………… (084)

**第 6 章　超临界 $CO_2$ 萃取结晶强化措施** ……………………………… (086)

6.1　实验材料、设备及仪器 ………………………………………………… (086)
6.2　夹带剂的强化研究 ……………………………………………………… (087)
6.2.1　夹带剂的强化理论 ………………………………………………… (087)
6.2.2　实验方法 …………………………………………………………… (088)
6.2.3　实验结果与分析 …………………………………………………… (089)
6.3　磁场强化 ………………………………………………………………… (094)
6.3.1　实验方法 …………………………………………………………… (094)
6.3.2　实验结果与讨论 …………………………………………………… (095)
6.3.3　存在问题及展望 …………………………………………………… (098)
6.4　重复萃取结晶 …………………………………………………………… (098)
6.4.1　实验方法 …………………………………………………………… (099)
6.4.4　结果与分析 ………………………………………………………… (099)
6.5　产品理化性质评价 ……………………………………………………… (102)
6.5.1　HPLC 分析 ………………………………………………………… (102)
6.5.2　元素分析 …………………………………………………………… (103)
6.5.3　UV 分析 …………………………………………………………… (103)
6.5.4　IR 分析 ……………………………………………………………… (105)
6.5.6　综合解析 …………………………………………………………… (105)
6.6　本章小结 ………………………………………………………………… (105)

**第 7 章　结论与建议** …………………………………………………………… (107)

7.1　主要结论 ………………………………………………………………… (107)
7.2　存在问题及建议 ………………………………………………………… (110)

**参考文献** ………………………………………………………………………… (111)

**附　录** …………………………………………………………………………… (124)

# 第1章 绪 论

## 1.1 课题来源

本课题来源于国家自然科学基金项目“固相物质在超临界流体中梯度结晶分离的机理研究”（项目编号：29976008），本文是该项目研究内容的一部分；本文所采用的超临界流体萃取结晶分离方法是国家发明专利[1]《物质成分的超临界流体结晶分离方法》（专利号：ZL 98 1 115465.2；发明人：潘见）。

## 1.2 选题背景与意义

随着经济的发展和人们对自身健康重视程度的提高，崇尚自然成为一种潮流。天然药物以其独有的魅力更加吸引研究者们的注意力。天然药物有效成分是从天然可再生资源中提取分离的、具有独特功能和生物活性的药用化合物，其中很多有效成分是防治疾病、强身健体的物质基础[2,3]，如黄酮类具有治疗心脑血管疾病（如银杏黄酮、葛根素）、降血糖（如卷柏双黄酮）等功能；某些醌萜类对治疗冠心病（如丹参酮）、脑血管疾病（如银杏苦内酯）、神经性疾病（如白果内酯）、抗菌消炎（如穿心莲内酯）等具有一定的功效；皂甙类具有溶血、降胆固醇（如柴胡皂甙等）等功效。天然药物有效成分不仅在医药工业上占有重要位置，而且在功能食品、保健饮品、天然药用化妆品、生物农药等领域也有着广泛的用途[4,5]。

天然药物原料多样、组成复杂易变，分离提纯可提高天然药物功效。天然产物有效成分多采用化学溶剂提取，但生产成本较高，产品质量较差，性能不太稳定。随着人们生活质量的提高和可持续发展意识的增强，天然药物产品日趋高纯度、高稳定性和高活性。因而，开发天然药物高效精制纯化新技术和新方法、提高分离效率和产品纯度、扩大产品品种数和批量势在必行。超临界流体萃取结晶就是一种高效分离新方法。

超临界流体萃取结晶（Supercritical Fluid Extraction and Crystallization，SFEC）分离方法[1,6]是超临界流体萃取技术与结晶技术的过程集成，具有萃取与结晶的连续性、同步性，实现了固、液两相态的萃取与结晶的分离，固、固同相态的梯度结晶分离。超临界流体萃取结晶多使用 $CO_2$ 为溶剂，$CO_2$ 无毒、不可燃、环境友好、价格低廉，可从分离工艺源头上控制污染[7-9]。

因此，研究超临界流体萃取结晶技术，解析萃取结晶机理，拓宽该技术的应用空间和使用价值，高效分离纯化天然产物活性成分，对深度开发天然资源、实现绿色生产、增强天然药物的功效、促进天然药物/中药的现代化和国际化需求均具有十分重要的意义。

## 1.3 国内外研究概况

### 1.3.1 穿心莲内酯研究进展

穿心莲内酯（Andrographolide）是中药穿心莲[*Andrographis paniculate* (Burm) Nees]的主要活性成分之一。1896 年 Boorsma[10]首先从穿心莲叶中分离得到一个分子式为 $C_{20}H_{30}O_5$ 的无色结晶；1911 年 Gorter[11]证明所分离得到的是唯一的内酯类化合物，因而将其命名为 Andrographolide；其后的 50 多年的研究中，人们集中在其化学结构、理化性质及提取工艺等方面的研究。

穿心莲内酯，化学名 2(3H)－Furanone，3－[2－[decahydro－6－hydroxy－5－ (hydroxymethyl)－5，8a－dimethyl－2－－methylene－1－napthalenyl] Ethylidene]－dihydro －4－hydroxy－；异名穿心莲乙素，即穿

心莲内酯；分子式 $C_{20}H_{30}O_5$；分子量 350.44；为二萜内酯类天然有机小分子化合物[12]。其结构如图 1－1 所示。

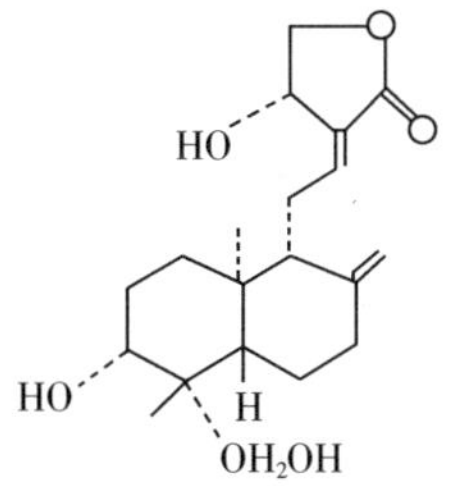

图 1－1 穿心莲内酯结构图

穿心莲内酯既有内酯环反应特征，遇碱后开环而成穿心莲盐，遇酸闭环复成穿心莲内酯，对 Legal 试剂、Kedde 试剂或 50％氢氧化钾显紫红色；又有萜类化合物的性质，如脱色、双键移位、异构化等反应，对酸碱均不稳定，在薄层上加 10％硫酸显紫红色[12]。

1. 穿心莲内酯药理与临床研究

穿心莲内酯是穿心莲的主要有效成分之一，具有抗炎、抗菌、降压、诱导细胞分化及抑制肿瘤生长等诸多方面的功效[12－14]；革兰氏阴性菌及部分草兰氏阳性菌对其敏感，因此有广谱抗菌的作用；穿心莲内酯还有抑制血小板聚集、抗血栓形成、抗心肌缺血、抵御中毒性肝损害等作用[15,16]。

2. 穿心莲内酯的临床应用

穿心莲内酯在临床上应用较为广泛，主要用于肠道感染、呼吸道感染等，且有较好疗效，为临床治疗感染性疾病常用的药物。

穿心莲内酯作为抗菌、消炎药物，已被广泛应用于临床，在我国临床上占有极其重要的位置。但是，在体外活性研究中发现，穿心莲内酯类二萜在体外活性测试中均无抗菌活性，而在临床上却有很好的抗菌消炎作用[17－20]。

已知穿心莲内酯在临床治疗上广泛用作抗菌消炎药物，且有很好的治疗效果，但体外活性测试却未能检测出其抗菌活性。这一独特现象引起国内外药学家的广泛关注，他们也对此进行了多方面的研究。

3. 穿心莲内酯的分离纯化

国内有关穿心莲内酯提取分离技术的研究较早，也较多。早期主要以热水浸提、乙醇提取、碱水提取等方法为主，工艺相对落后，通常得到的是穿心莲粗提物(穿心莲内酯含量在 30%以下)。近年来,提取分离技术有所改进,如南开大学高分子化学研究所采用大孔吸附树脂分离纯化穿心莲总内酯;杭州商学院利用高速逆流色谱制备的穿心莲内酯,纯度达到 95%以上,但制备量为 mg 级。无论是溶剂提取、大孔树脂吸附分离,还是色谱分离,由于大量使用溶剂,生产过程都有一定的环境污染[12,21-24]。

此前,有采用超临界流体萃取技术提取分离穿心莲内酯的专利报道,如专利:《一种提取穿心莲有效成分的方法》(专利号:00114213.5)。虽然采用超临界流体萃取穿心莲总内酯,产品质量相对传统工艺有所提高,但在提高产品纯度上优势不明显,且由于结晶性穿心莲内酯等组分容易在管道中积存,造成管道堵塞,严重影响到产品得率。

### 1.3.2 超临界 $CO_2$ 萃取的改进措施

超临界 $CO_2$($SC-CO_2$)萃取是一种以 $SC-CO_2$ 代替常规有机溶剂/水对目标物质进行萃取分离的新型技术。其最大优点在于将萃取分离过程合为一体,大大简化了工艺流程,提高了生产效率[25-27]。另外,它还具有萃取速度快、选择性好、无溶剂残留、不污染环境等一系列优点,克服了传统的溶剂提取、水蒸气蒸馏、压榨等提取/分离过程对热敏性或化学不稳定性成分的破坏,很大程度上保留了天然产物原有的风味和有效成分[28-32]。

超临界 $CO_2$ 萃取较适于萃取分离食品、药品等中加工用油脂类生理活性物质,特别是高附加值的有效成分,如对小麦胚油、不饱和脂肪酸等;而对于原料或辅料脱脂、脱臭、脱毒副作用的物质,也可以采用超临界 $CO_2$ 萃取,如脱溶剂,脱残留农药,咖啡、红茶脱咖啡因等。

1. 超临界 $CO_2$ 萃取技术的强化

超临界流体萃取(Supercritical Fluid Extraction,SFE)技术是近代分离技术中出现的最新学科技术,由于其和传统萃取方法相比具有很多优势,近年来发展迅速,有关的理论和应用研究方兴未艾。但是,SFE 技术仍存在着一些问题,如操作压力大、萃取时间较长、设备要求高、能耗相对大、提取能力弱等,需要解决。单一组分的超临界溶剂对分离过程有很大的局限性[33,34],当采用单一萃取溶剂时,因溶解性和选择性不高,很难高效地萃取目标物质。这些原因是 SFE 技术应用领域拓展和向产业化转变的“瓶颈”。

而通过强化措施可以有效地提高 SCF 萃取能力和工作效率，降低操作压力、缩短萃取时间、改善操作条件、降低能耗等。强化 SFE 的措施是目前研究的热点。常见的强化措施有夹带剂、电磁场、超声、微波等技术，还有搅拌、移动床等[35,36]方法。为了解决粘性大导致物质进行超临界流体萃取困难的问题，Stahl 等[37]采用了高压喷射萃取技术来强化混合、扩大有效传递面积，这些方法都取得了比较理想的效果。关于强化技术，目前研究比较多的是通过添加夹带剂进行强化。开发新型的、容易与产物分离的夹带剂，是研究的热点之一。关于电磁场、超声、微波强化 SFE 技术的国内外文献报道较少，其对 SFE 的强化效果需要进行深入理论探讨和实验考证。由于其系纯物理方法，不需添加任何化学物质，不会对环境造成污染，可以预言这种与环境友好的“绿色”强化技术必将有广阔的应用前景，对 SFE 技术产生重要的影响。

(1)夹带剂法

对于极性较高、分子量较大的有机物或金属离子等，超临界流体萃取效果极差，故可通过添加合适的夹带剂来提高超临界流体对待萃取组分的选择性和溶解性，从而改善萃取效果[38－40]。

夹带剂强化机理之一就是大大增加被分离组分在超临界流体中的溶解度[41]。Dobbs 等[42]对夹带剂改良超临界流体的溶解度参数进行了较为系统的研究，部分实验结果如表 1－1 所示。

**表 1－1 某些夹带剂增强溶解溶质的效应结果**

| 溶质 | 夹带剂 | 溶解度之比* | 溶质 | 夹带剂 | 溶解度之比 |
|---|---|---|---|---|---|
| 苯甲酸 | 甲醇 | 3.7 | 六甲基苯 | 甲醇 | 1.1 |
| | 丙酮 | 2.1 | | 丙酮 | 1.2 |
| | 正辛烷 | 2.3 | | 正辛烷 | 2.1 |
| 2－氨基苯甲酸 | 甲醇 | 7.2 | 吖啶 | 甲醇 | 2.3 |
| | 丙酮 | 3.1 | | 丙酮 | 1.7 |

* 溶解度之比 $=\dfrac{\text{有夹带剂的溶解度}}{\text{无夹带剂的溶解度}}$，超临界流体－$CO_2$，$T=35℃$，$\rho_{\text{溶剂}}=20.5\text{mol/L}$

Schmitt[43]系统研究了苯甲酸在不同含量夹带剂协同超临界 $CO_2$ 和乙

烷的溶解度变化情况，实验结果见表1－2。

**表1－2 夹带剂对超临界流体的作用效果**

| 超临界流体 | 夹带剂 | 夹带剂含量(摩尔分数)/% | 压力/MPa | 溶解度之比 |
|---|---|---|---|---|
| $CO_2$ | 丙酮 | 3.5 | 20.2 | 1.7 |
| | 丙酮 | 9.3 | 20.2 | 4.65 |
| | 苯 | 3.0 | 20.2 | 2.1 |
| 乙烷 | 丙酮 | 2.91 | 18.2 | 2.6 |
| | 丙酮 | 7.21 | 18.2 | 5.1 |
| | 苯 | 2.56 | 18.2 | 1.78 |
| | 苯 | 6.85 | 18.2 | 2.7 |

Marentis等[44]测定了压力$2\times10^4$kPa和温度70℃条件下，棕榈酸在SCF－$CO_2$中溶解度为0.25%；在同样条件下，向体系中加10%(w/v)的乙醇为夹带剂，溶解度可提高到5.0%以上；1989年于恩平等[45]分析了SC－$CO_2$萃取过程使用夹带剂，如甲醇、乙醇和丙酮等，不仅改善了萃取的选择性，而且也提高了难挥发性溶质和极性溶质的溶解度；另外，Sethuraman[46]、Lin Juncheng[47]、Choi Young Hae[48]等通过研究也认为选择合适的夹带剂加入纯超临界$CO_2$中，可以显著地强化萃取，提高超临界流体的溶解性。

国内外采用夹带剂强化超临界$CO_2$萃取分离天然产物有效成分的研究较多，如Camila G. 等[49]利用乙醇协同超临界$CO_2$，在压力为25MPa、温度45℃条件下能有效地从*Tabernaemontana catharinensis*中提取吲哚类生物碱，最大得率为1.29%；P. Ambrosino等[50]从玉米中提取Beauvericin，在超临界$CO_2$萃取温度为60℃、压力3200psi、时间30min条件下，利用纯超临界$CO_2$的提取率较低，但采用3%～5%水为改良剂后，提取率上升为原来的数十倍；Vasapollo等[51]利用蔬菜油协同超临界$CO_2$萃取番茄红素，优选压力为45MPa、温度66℃，流速20kg/h条件下，萃取率高达60%；Maurricio等[52]实验研究了用70%甲醇协同超临界$CO_2$萃取大豆粉中的异黄酮类物质；禹慧明等[53]研究结果表明，加入10%(w)的甲醇作夹带剂，可在较低$CO_2$密度时萃取到较多的油脂；臧志清等[54,55]研究认为，以水为夹带剂，超临界流体对辣椒素萃取效果显著，以丙酮为夹带剂，对红色素萃取的效果显著，有利于色素的萃取；朱仁发等[56]通过分析夹带剂在烟草超临界萃取中的应用指出，夹带剂的应用可大大拓宽超临界萃取烟草中有效成分的适用范围，特别是当被萃取组分(如烟碱等)在超临界溶剂中溶解度很小时，夹带剂的应用则显得非常有效。

夹带剂强化SFE，因操作条件比较易实现，是目前研究、生产中使用较多、较成熟的一种强化方法。某些成熟的工艺已应用到轻工、化工、医药、食品、环保等领域，效果显著[57-59]。

(2)磁场强化结晶法

人们很早就研究过磁场对结晶的影响。孙佳江等[60]研究过磁场对蔗糖结晶过程的作用，利用磁处理技术改变母液的结晶特性，降低糖液的粘度以提高蔗糖的结晶速率，因而在较温和的结晶条件下能提高也能保证产品质量；罗文波等[61]研究过磁场一溶剂协同作用对谷氨酸结晶过程的影响，提出了一种利用磁场一溶剂协同作用制备谷氨酸晶种的新方法，结果表明，磁场对谷氨酸结晶有促进作用，磁场一溶剂协同作用加速晶体的成核过程，提高了结晶率，且生成的晶体颗粒均匀一致；在某些情况下，利用磁场促进溶液的结晶，使晶体粒径增大；日本学者 Higashitani K. 等[62]在1992年用光散射方法研究了磁场对晶体的稳定性和粒度的影响，进一步肯定了磁场对结晶过程有显著影响；柴诚敬等[63]在实验中也有同样发现，利用磁场作用，控制晶体生长，使晶体的粒度减小，因而可利用磁场防垢；Tese 和 Tyce[64]研究了磁场对结晶成核速度的影响，结果表明，经磁化处理后的溶液，其生成晶体速度快，晶粒尺寸小。

在超临界流体技术方面，Dongjin Pyo[65]已经研究过用一根小的磁性棒将甲醇溶解到超临界$CO_2$中，来增加$CO_2$流体的极性，因$CO_2$的极性增加了，超临界$CO_2$的萃取范围会扩大，萃取能力也会增强；而磁场在超临界流体结晶中研究未曾见过报道。加强这方面的研究，特别是深入探讨磁场作用机理将是磁场强化超临界流体技术的一个重要研究方向。

(3)电场强化法

电场强化萃取过程是近年来研究和开发的一项高新技术。通过对电场中两相流动行为的研究,发现电场强度和交变频率对液滴聚合和分散有着重要影响,电场的强化作用可以成倍提高萃取设备的效率,能耗可降低几个数量级[66],但目前尚处于实验室开发阶段。

在超临界状态下,电场也可以强化萃取过程。宁正详等[67]利用高压脉冲电场强化超临界流体萃取荔枝种仁精油,在萃取率低于80%时,高压脉冲电场可以显著提高萃取率。

(4)超声强化法

超声对普通流体的萃取分离有强化作用,其强化作用主要源于超声空化,超声的机械效应和热效应也会有一定的贡献。超声空化引起了湍动效应、微扰效应、界面效应、聚能效应,其中湍动效应使边界层变薄,增大了传质速率;微扰效应强化了微孔扩散;界面效应增大了传质面积;聚能效应活化了物质分子,从而从整体上能强化分离过程的传质效率和效果[68,69]。

超声对超临界流体萃取也具有强化作用。如方瑞斌等[70]利用超声强化超临界流体萃取紫杉醇,其萃取时间和$CO_2$用量为常规超临界流体萃取的1/3,同时萃取率也得到较大提高;陈钧等[71]用超临界$CO_2$萃取麦芽胚中的麦胚油,通过超声强化后,麦胚油的萃取率提高了约10%,且也未引起麦胚油的降解; E. Riera 等[72]利用超声强化方法来提高超临界流体传质效果,研究了提取杏仁的精油,在5L的萃取釜添加了20kHz的超声变换器,压力为28MPa、温度55℃条件下,萃取动力性和萃取量相比,无超声场分别提高了30%和20%;E. Riera 等[73]采用超声强化进行超临界流体萃取的方法在西班牙获得了发明专利。

2. 超临界流体萃取与其他技术的组合

目前,国内外许多学者正在开展超临界流体萃取技术的改进、应用领域的拓宽和新技术的创新等研究工作。特别是组合型、交叉集成型的新技术的开发,如配位衍生协同SCFE和化学配位协同SFE,可有效解决超临界流体萃取金属元素的难题,从而降低食品、药品中有害重金属的含量。

目前,国内外已有许多研究人员从事该方面的研究工作,并取得了一定的成果。如 Wendy C. Andersen 和 Thomas J. Bruno[74]利用配位剂2,2,7—

trimethyl－3,5－octanedione（H(tod)）与铁离子络合后，再用水协同超临界 $CO_2$ 在温度 60℃和压力 20.8MPa 条件下可以把 79%铁离子从水溶液中萃取出来；G. P. Foy 与 G. E. Pacey[75]利用 SCF 与水、甲醇、络合剂等组合技术，在不同压力条件下可从有机汞的样品中将甲基、苯基、无机汞依次萃取，含量最低达到 2ppb 以下；Samir 等[76]利用有机磷的螯合剂－Cyanex 302，在压力 24MPa、温度 333K 条件下能有效萃取被严重污染的木材中的金属元素，如 Cu、Cr、As，萃取率分别为 63.5%、28.6%、31.3%。

总之，通过对超临界 $CO_2$ 萃取技术的改进，一方面可改善超临界 $CO_2$ 萃取的效果，另一方面能增强其萃取的选择性和适用范围。

### 1.3.3 超临界流体结晶研究进展

1. 超临界流体结晶原理及特点

超临界流体具有非同寻常的压缩性，通过简单的减压、升温即会引起流体密度的很大变化，从而使其中的溶质迅速地饱和结晶析出，所以超临界流体是一种优良的结晶溶剂[77－79]；而当在超临界流体中添加第二种、第三种有机溶剂后，还能在很大程度上提高改性超临界流体结晶的选择性；而且，能够方便地通过控制工艺条件获取从亚微米级超细晶粒到常规大颗粒结晶，也可控制其粒度尺寸的分布。由于超临界流体是一种介于气相与液相之间的状态，物质结晶时避免了相的冲突，克服了表面张力的影响，固体微粒表面能不升高，因而得到的固体微粒不易发生聚集[80,81]。超临界法特别适用于难超细化的聚合物的制备，由于聚合物具有较高的粘弹性及升温变软的特点，因此采用一般机械方法很难制备出超细粉体，超临界法[82－84]却可以实现。超临界法还可控制制备聚合物超细球或纤维；另外，超临界流体结晶技术还具有操作简便、速度快、产率高、溶剂易彻底除去而无二次污染、少污染或不污染环境等特点。

超临界流体结晶(Supercritical Fluid Crystallization，SCFC)是一项新型结晶技术。超临界流体结晶技术中，国内外研究较多的有超临界流体快速膨胀结晶(Rapid Expansion of Supercritical Solutions，RESS)技术，超临界流体抗溶剂(Supercritical fluid Antisolvent，SAS)结晶技术[85]。

2. 超临界流体快速膨胀结晶(RESS)

(1)原理及操作

超临界溶液快速膨胀结晶(RESS)技术是指将溶质溶解于 SCF 中形成超临界混合溶液，在极短的时间(小于 $10^{-5}$ 秒)内快速膨胀到低压或常压体系中，SCF 很快变成气态，溶质处于极度过饱和状态，形成微粒、超细晶体、薄膜或超细纤维等。其特点是依靠瞬间大幅度降低压力造成溶液过饱和，使溶质析出，并可以通过调节温度或压力来改变微粒的尺寸。

Matson 等[86]在 1987 年首先提出 RESS 技术的实验流程，并对一些有机物和无机物成功地进行了膨胀造粒实验；随后，研究者在原流程上增加了在线检测等，研究膨胀前压力、温度、喷嘴长径比等对微粒形态、粒径及粒径分布的影响，探索这种特殊条件下的晶核成核理论和晶体生长理论；在晶核成核理论方面，Debenedetti[87]利用流体力学、热力学方程、经典成核理论和 SCF 的 P－R 状态方程，分析膨胀后温度、压力、饱和度及溶解度的变化，研究了超临界溶液快速膨胀后，晶核形成的最小可逆功、成核速率、临界晶核半径等晶核形成机理；在热力学方面，王亭杰等[88]研究了 RESS 过程的热力学状态变化，提出了在一定条件下膨胀前后的温度降低与流体体积速率的平方呈线性关系，该温度的降低是在喷嘴端部由于快速膨胀，流体内能向动能转化的结果。

RESS 过程的基本流程如图 1－2 所示。超临界流体通过微细喷嘴的快速膨胀过程由三部分组成，如图 1－3 所示。

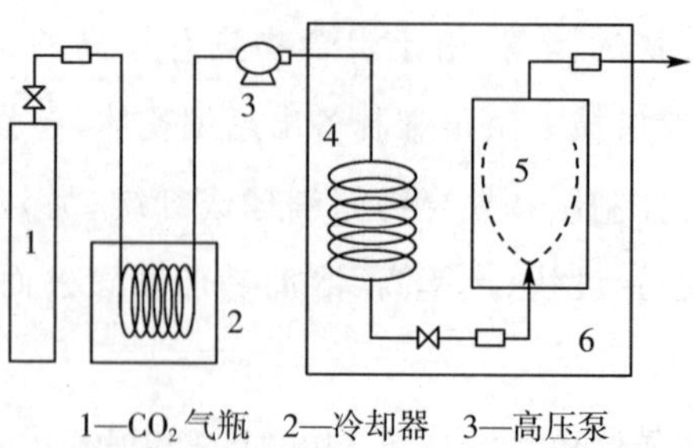


1—$CO_2$ 气瓶　2—冷却器　3—高压泵

4—萃取器　5—快速膨胀室　6—温控系统

图 1－2　RESS 过程基本流程图

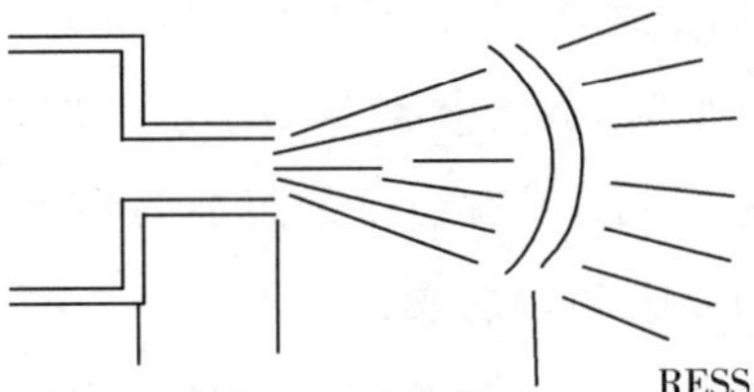


图 1-3 超临界流体快速膨胀过程

预膨胀温度对微粒粒径的影响非常重要,但在不同的研究中表现出不同的结果。当其他条件不变时,预膨胀温度升高,提高了溶质的过饱和度,成核速率增加,形成较多的晶核,将使颗粒平均粒径减小[89]。然而对萘等体系研究结果则相反,预膨胀温度的增加导致颗粒的粒径增大[90]。但是,由于预膨胀温度的升高,溶解度的增加,导致溶质在膨胀前的过早沉析,造成喷嘴堵塞、系统压力升高,可能带来危险。不过,可以通过增加压力消除溶质的过早沉析[91]。在相同温度和压力下,喷嘴的长径比不同,所得微粒的粒径不同。由于节流膨胀的作用,长径比大的喷嘴比长径比小的喷嘴流出的流体的温度和密度低,过饱和度相对较大,形成粒径更小。也有研究者在实验中得到喷嘴的长径比对微粒没有大的影响[92]。在相同温度下,压力不仅影响流动状况,而且对溶质的浓度产生影响,压力增加过饱和度减小,微粒粒径增大。然而,陈兴权等[93]研究表明,压力增加,SC－$CO_2$的密度增加,溶质的溶解度增加,在膨胀时溶质的过饱和度增大,成核速率增加,晶核越小。

在 RESS 进行微粒包覆的研究中,各种影响因素对微粒粒径、包覆厚度、粒径分布的影响不同于直接造粒。在使用共溶剂用聚合物包覆蛋白质的研究中,聚合物的加料组成显著影响微囊的平均粒径和包覆厚度[94]。这一研究的重要结果是能够通过改变聚合物的组成来控制微囊的厚度和尺寸分布,其他变量如预膨胀压力、温度、加料组成、喷射距离和聚合物的分子量等对微囊的结构和形态几乎没有影响。而用 RESS 技术在流化床中进行微粒包覆的研究表明膨胀前温度对包覆状态有显著的影响,膨胀前温度较高时,相同包覆时间,对核心微粒形成致密包覆[95]。

应用RESS技术的前提是溶质在SCF中的溶解度较大，如果溶质在某种SCF溶剂的溶解度较小时，其产量较少，应用意义就不会令人满意。当然，可以寻找恰当的溶剂，但是，只有当这种溶剂的临界点（$T_c$，$P_c$）较容易达到时，才能降低对设备的要求和增加操作的安全性。Mishima[95]等在RESS技术的研究中，用乙醇等非溶剂作为共溶剂增加了聚合物在SCF中的溶解度，制备了聚合物微粒，并且避免了聚合物的团聚。这种非溶剂在纯态时对溶质是不相溶的，当其与$CO_2$混合时，变成了很好的共溶剂。

在对RESS技术的理论研究方面，大多数研究者都研究了各工艺参数对微粒形态的影响，找到了一些规律。但是，在不同的研究中，同一参数对微粒形态的影响结果常常不同。因此，其机理还有待进一步的深入研究。

(2)应用研究

RESS的应用研究范围相当广泛，如包覆材料、控释药物、微囊、涂料、聚合物和催化剂等，并取得了重大进展。而药剂的尺寸对药品的生物利用度和溶解传质速率有很大的影响，一般靶向药物的粒度在5mm以下时，才能有效传递到肺脏等器官中。RESS消除了传统加工微粉颗粒采用高温方式擦热力降级的缺陷，因过高的饱和度和均匀相态导致了非常细小颗粒的产生，如各种无机物如$SiO_2$/water－NaCl[96]、$SiO_2$/$NH_3$[97]、Si/$NH_3$[97]、$GeO_2$/water[97]、羰基二络铁/$CO_2$[98]；有机物如萘/$CO_2$[99]、菲/$CO_2$[100]、蒽/$CO_2$[101]、咖啡因/$CO_2$[103]；药品如水杨酸/$CO_2$[102]、灰黄霉素/$CHF_3$[104]、类固醇药剂/$CO_2$[105]、萘普生（抗炎、解热、镇痛药）/$CO_2$[106]、阿斯匹林（解热镇痛药）/$CO_2$[102]、安息香酸/$CO_2$[102]、安息香酸/$CHF_3$[79]、消胆胺/$CO_2$[80]以及聚合体、聚乙烯/戊烷[71]、聚甲基－异丁烯酸酯/丙烷[97]、聚丙烯/戊烷[98]、聚苯乙烯/戊烷[97]、聚乙烯基氯化物/KI－/乙醇[98]、聚－L－乳酸/$CClF_3$[108]、聚－L－乳酸/$CO_2$[108]。

一些研究者采用RESS法去生产可控释放药品，Tom与Debenedetti[109]也总结了RESS过程的原理、方法与应用。此外，Jung与Perrut[110]申请了超临界制备微粒的方法专利。王亭杰等[97]用RESS技术以石蜡为包覆剂研究包覆材料制备，在流化床内实现对平均粒径为52$\mu$m的球形多孔颗粒的均匀包覆。包覆剂在RESS的湍流场中产生巨大数量的40nm粒径的微核，这些微核在核心颗粒表面沉析形成致密的包覆。

各种不同的均匀化微粒具有特殊的性能，可用于材料的改性、药物的新剂型等方面。特别是药物的微粉化后会增加其表面积，增加吸收速度和吸收量，提高疗效。用RESS技术制备各种药物微粒或微囊，开发控释微球、微囊、磁性药物和靶向药物等新剂型，具有重要的经济价值。

RESS技术的应用壁垒是高分子量物质在无毒、无污染的超临界$CO_2$中的溶解度很低/较低。这种情况下，超临界流体表现为抗溶剂，称为抗溶剂沉析结晶，如气体抗溶剂重结晶（Gas Antisolvent Recrystallization，GAS）[111]、压缩抗溶剂沉析（Precipitation with a Compressed Antisolvent，PCA）[112]，以及超临界流体抗溶剂（Supercritical Fluid Antisolvent，SAS）[113]沉析（结晶）。

3. 超临界流体抗溶剂结晶（SAS）

（1）原理及操作

超临界流体抗溶剂（SAS）结晶技术是指以SCF为逆溶剂，与溶质、溶剂形成的溶液相混合，使溶液膨胀，在较短的时间内形成较高的过饱和度，溶质结晶析出，得到纯度高，粒径分布均匀的微粒。微粒的形成与扩散有关，在压力较高时，SCF向溶液扩散较大，溶液达到了快速的过饱和，扩散越大，溶液膨胀越大，成核越快越多，晶核的形成有助于产生大量的微粒。同时，由于SCF和溶剂之间的高扩散性，促进了微粒的干燥，防止微粒的粗化，保证较窄的尺寸分布。

压力是SAS过程的重要参数，压力越高流体扩散越强，成核速率加快，形成较小的微粒。如果压力不高，溶液膨胀不充分，微粒之间有较多的溶剂存在，干燥时间需要较长，可能导致形成连续的纤维。较高的压力适合制备较小的微粒，并且可以通过改变操作压力得到所要求大小的微粒[114]。但是有文献[115]认为压力对某些聚合物的沉析产物的形态没有明显的影响，而温度对微粒的形态有重要影响。随着温度的增加以及微粒的大小递增，温度较高时溶液中分子运动加速造成微粒增大。溶质浓度对微粒形态影响也很重要，增加浓度可以增加晶核的形成。各种参数对不同溶质、不同溶剂体系和不同喷嘴结构的工艺条件得到的微粒影响规律不尽相同，因此，需要更深入地研究该技术的成核机理，揭示各种参数影响的内在规律。实验设备原理图如图1－4所示。

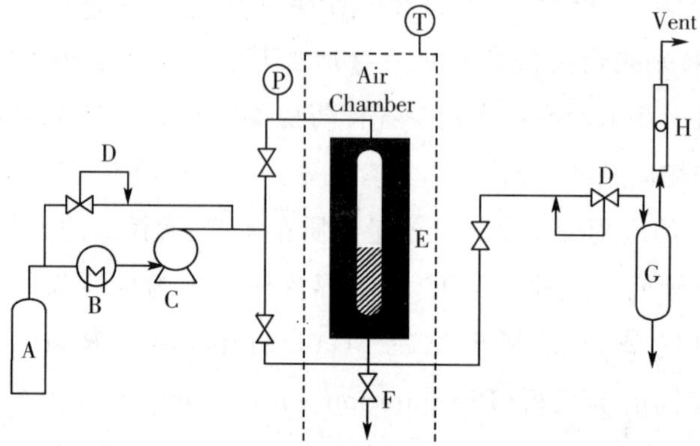


A—$CO_2$ 储罐　B—冷却器　C—压缩机　D—调压阀　E—结晶室
F—通气阀　G—溶剂接收器　H—流量计

图 1-4　SAS 过程实验装置示意图

实验过程：将一定体积的溶液置于结晶室内，用 $CO_2$ 置换室内上层空间的空气。达到设定温度后，开启压缩机，待 $CO_2$ 压力达到设定值后，开启截止阀，$CO_2$ 进入结晶室，溶液溶解 $CO_2$ 而体积膨胀。经过一定时间后，溶液将由不饱和变为过饱和，从而使溶质结晶析出，可在结晶室得到微细的晶体颗粒。

微小液滴中溶剂与逆溶剂的传质行为是影响微粒的重要因素。Werling[116] 提出了 SAS 过程传质的数学模型，在混合的超临界条件下，逆溶剂与溶质是完全可溶的，在微小液滴和其环境之间没有明确的界面，根据在富溶剂和富逆溶剂之间不同直径确定一个有效的微小液滴半径，当逆溶剂密度较大时，微小液滴收缩。

在混合湍流区的雷诺数（Re）对过饱和曲线和微粒大小有重要影响，Shekunov 等[117] 研究了溶液和超临界逆溶剂混合物通过预混合湍流区的沉析过程，通过混合时间常数和沉析时间常数确定过饱和度曲线，讨论了流速对颗粒大小和晶核聚集的影响，并提出了一个有效预报微粒行为特点和趋势的模型，得到雷诺数与颗粒大小的关系：当 $Re>10^4$ 时，过饱和度曲线达到渐进值；在 $Re<10^4$ 时，随 Re 的增加颗粒尺寸快速减少。在 Re 较大时，过饱和度一定，微粒的数量减少、尺寸增加，颗粒大小受 Re 的影响最小。这些模型的提出使得对 SAS 过程的研究更加深入了一步，有必要对更多的体系或

工艺条件进行研究。

(2)应用研究

SAS 技术已用于产生各种微粒，能达到希望的尺寸(通常 1～5μm)和窄的尺寸分布。纳米碳管有独特的结构和物理化学性质，它的制备有多种方法，用 SAS 技术制备 $C_{60}$ 微粒[118]，是制备 $C_{60}$ 的新方法。把溶解在甲苯中的 $C_{60}$ 喷射到 SC－$CO_2$ 中，产生 $C_{60}$ 的微粒沉析物，微粒尺寸从 40μm 减少到 29μm。SAS 技术在药物的微粉化上也得到应用，SAS 用于产生阿莫西林的微米和亚微米颗粒[119]，在氮甲基吡咯烷酮(NMP)或二甲亚砜(DMSO)中的阿莫西林溶液连续喷射到 SC－$CO_2$ 中，得到球形的非聚集的平均尺寸在 0.25～1.2μm 之间的阿莫西林微粒。

Sarkari 等[120]用 PCA 方法以 SC－$CO_2$ 作逆溶剂得到平均粒径 1.04μm 的球形灰黄霉素，0.5～2.5μm 聚 L－乳酸的球形微粒，灰黄霉素和聚 L－乳酸的共聚物，药物和生物可降解聚合物共同沉析有利于开发控释药物或靶向药物应用研究。GAS 的突出的应用是产生蛋白质微粒，Thiering 等[121]用 GAS 技术以 $CO_2$ 或氨为逆溶剂从有机或水溶液沉析溶菌霉、胰岛素和肌球素等蛋白质微粒，微粒大小在 0.05～2.0μm 之间。

SAS 过程以 SCF 作为溶质的逆溶剂，与传统溶剂为逆溶剂比较，SAS 的主要优点是溶剂被抗溶剂带走，留下干燥的沉析物，并且可以通过改变温度、压力和溶液浓度等控制微粒的大小，尺寸分布、形态和沉析的速度，是一种具有广阔应用前景的沉析技术。

SAS 技术的应用也相当广泛，已用于产生各种微细颗粒，达到希望的尺寸(通常 1～5μm)和窄的尺寸分布。SAS 技术用于药物的微粉化，如连续的 SAS 用于产生阿莫西林的微米和亚微米颗粒[122]，SC－$CO_2$ 作为逆溶剂，在氮甲基吡咯烷酮(NMP)或二甲亚砜(DMSO)中的阿莫西林溶液连续喷射。当阿莫西林溶解在 NMP 中，用 SAS 法得到球形的非聚集的微细颗粒，平均尺寸在 0.25～1.2μm 之间。

在食品、医药等领域，利用 RESS、SAS 技术可以制造粉体食品，可获得高质量的超细速溶粉，包括加工粉体油脂，特别是富含不饱和脂肪酸的油脂，从而提高了特殊食品的食疗效果；利用 RESS、SAS 技术制备粒径均匀的超细颗粒，从而也可以制备控释小丸等剂型，可用来制备中药新剂型。

4. 超临界流体萃取结晶(SFEC)技术

(1)原理及过程

超临界流体萃取结晶(Supercritical Fluid Extraction and Crystallization,SFEC)是在一定压力和温度下,以SCF作为萃取剂和结晶溶剂,在具有特殊结构的结晶器中,SCF与多组分混溶,发生溶解、萃取传质,与结晶器表面接触,发生吸附、涨落、干扰挠动而结晶析出。由于萃取、吸附、层析和重力沉降等具有一定的差异,使各组分在结晶器上呈梯度分布,产生类似于以SCF为展开剂的薄层层析效果,可在结晶器的不同部位得到较高纯度的组分,而非结晶性组分仍可进入分离釜按常规超临界流体萃取分离法分离。该技术一般采用$CO_2$为超临界流体,同时选择合适的夹带剂增强溶解选择性[122,123]与结晶效果。

合肥工业大学潘见教授[1]首次发现了SCF萃取结晶分离新方法并利用此方法来分离纯化某些天然产物有效成分。

(2)应用研究

潘见等[97]利用SCF萃取结晶技术实现了银杏叶提取物有效成分的高效分离,使银杏内酯的含量从20%提高到80%以上。这种结晶分离技术与传统的溶剂提取分离相比具有突出的优点:进行一步萃取结晶即可达到较高分离效率,因为不使用有机溶剂,所以可避免溶剂残留问题,这对于天然产物的有效成分提取和纯化有着重要意义。

SCF萃取结晶为天然药物有效成分的提取分离提供了一条新途径。利用超临界流体萃取结晶具有梯度结晶分离特性,在结晶板的不同部位可收集纯度较高的多种组分,从而大大提高不同组分的分段性富集,提高分离效率,降低能耗,减少环境污染。这一技术在医药工业中具有重要的推广应用价值。同时,SCF萃取结晶具有生产周期短、效率高、产品纯度高、品质好等优点。

综上所述,SAS与RESS技术主要实现了超细微粒的制备,而SFEC技术集萃取、结晶、吸附等于一体,不但具有传统超临界流体萃取分离技术的优点,而且实现萃取与结晶分离的同步;既具有SFE技术的高效性,又具有结晶的高分离特性,同时也克服了有机溶剂造成的二次污染,且工艺条件也比较温和,易于工业化放大。三者的具体差异性比较见表1-3。

表 1-3 SFEC 与 RESS、SAS 技术的比较

| | SFEC 技术 | RESS 技术 | SAS 技术 |
|---|---|---|---|
| 相同点 | 都涉及结晶 | | |
| 不同点 | 一种分离纯化技术。是一个极其复杂的物理与化学过程，不仅涉及蒸发、萃取、结晶、吸附等化工过程，同时还涉及流体扰动、重力沉降；其独特之处在于具有较强的分离功能 | 利用超临界流体作萃取剂溶解非挥发性物质，通过快速膨胀溶液，导致 SCF 溶解能力下降而使得溶质过饱和析出；难于实现溶质组分之间的分离 | 利用 SCF 与原溶剂的互溶特性，使原溶液稀释膨胀，降低原溶剂对溶质的溶解能力，导致溶质过饱和析出；难于实现溶质组分之间的分离 |
| 应用 | 能有效分离纯化某些天然产物有效成分，对于分子极性相似，沸点与熔点相差较小，超临界流体难萃取的非挥发性物质也能实现有效分离 | 适用于超临界流体易萃取物质的分离与微小颗粒的制备 | 适用于超临界流体难萃取物质的干燥与微小颗粒的制备 |

由于传统的 SCFE 技术在萃取分离结晶性天然活性成分时遇到许多障碍，如同类/系杂质强干扰、产品得率低、管道滞留/堵塞等问题；有效成分在原始天然产物中含量甚微，如单纯采用超临界流体萃取技术进行提纯，设备投资较高、能耗大，体现不了超临界流体萃取技术的优势；最佳萃取条件（温度、压力、流速等）不易筛选和控制，且超临界流体提取分离技术对于复杂体系至今仍没有非常成熟的理论能清楚解释提取分离过程中的物态变化，大多结论都有其局限性。

鉴于 SFEC 技术先进、可操作性强、产品质量高，完全有望对制备其他高档生物活性物质的技术进行升级换代。

## 1.4 主要研究内容

本论文拟选择药理药效较为明确的穿心莲内酯为研究对象，采用超临界 $CO_2$ 萃取结晶分离新方法进行分离纯化穿心莲内酯研究；分析超临界流体萃取结晶机理，解析影响萃取结晶的主要因素；通过工艺参数，如压力、温度、时间、$CO_2$ 流量以及对结晶器和强化措施等的实验研究，验证超临界流体萃取结晶机理；通过工艺参数的优化，形成一套经济可行的穿心莲内酯超临界 $CO_2$ 萃取结晶分离纯化新工艺。

# 第 2 章　超临界 $CO_2$ 萃取结晶分离机理

关于超临界流体萃取的机理，国内外学者研究较多，但超临界流体萃取结晶系近年的新发明，其研究还有待深入。超临界 $CO_2$ 萃取结晶分离技术集萃取、吸附、结晶于一体，是一个复杂的物理化学过程，该过程与表面吸附、超临界流体结晶、分子迁移、梯度层析、结晶器结构形式等密切相关。

## 2.1　超临界 $CO_2$ 萃取结晶过程

超临界 $CO_2$ 萃取结晶具体操作过程是：先把经过预处理的待分离物溶液转移到萃取结晶釜底部，向萃取结晶釜泵入 $CO_2$，达到某一超临界值后，再开启萃取结晶釜与分离釜之间的两级调压阀，$CO_2$ 进行循环；当分离釜中不能观测到有溶剂凝结析出后，即可结束实验。因 $CO_2$ 对大多数天然产物有效成分的溶解性较差，所以超临界 $CO_2$ 萃取结晶一般是在某种溶剂（夹带剂）的协助下完成的，当该溶剂耗完，同时萃取结晶釜上结晶产品中基本无残留后，可视为晶体生长过程结束。

根据质量传递[5,125]，宏观上可以把萃取结晶釜中超临界 $CO_2$ 萃取结晶分为三个基本过程：原料溶液与超临界流体之间的萃取传质、萃取物质在超临界流体中扩散迁移、目标物质在结晶器上的结晶分离。整个过程都是在一个封闭的超临界 $CO_2$ 萃取结晶循环系统中进行的，其工艺流程如图 2－1 所示。

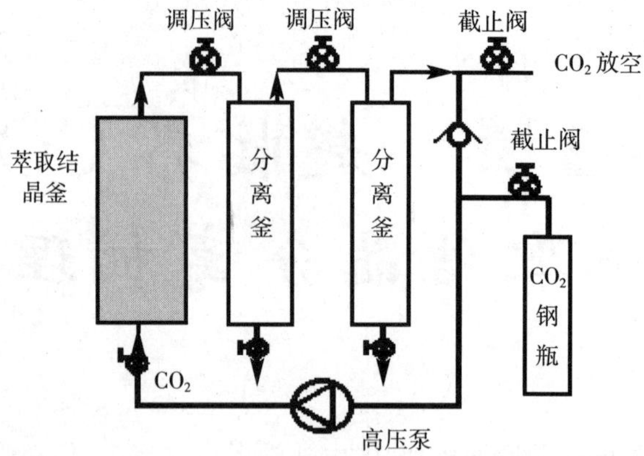


图 2-1 超临界流体萃取结晶流程图

为了详细描述萃取结晶釜的内部情况，特提供了图 2-2 所示萃取结晶釜的结构示意图。

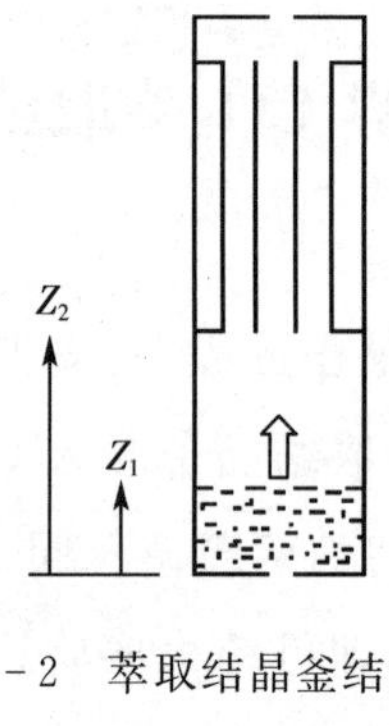


图 2-2 萃取结晶釜结构示意图

由图 2-2 可知，首先被萃取物从溶液内部传质到溶液一超临界流体的界面层（图 2-2 中 $Z_1$处），再从界面层转移到流体相（因超临界流体中也溶解了一定浓度的有机溶剂，将形成复合溶剂，有机溶剂将起到夹带剂作用）中的传质过程；之后是溶质在流体相（图 2-2 中 $Z_1 \rightarrow Z_2$）中传质过程；其后是当溶质被传质到图 2-2 中 $Z_2$位置后，受到结晶器的干扰与表面吸附等作用，部分溶质出现吸附结晶；而超临界流体在系统驱动力 $\Delta P$（$\Delta P$ 为萃取釜压力与分离釜的差值）作用下，超临界 $CO_2$ 将继续向分离釜中迁移，同时携带有机溶剂和某些非结晶性组分在分离釜中分离析出；结晶器表面上结晶性溶质的溶液逐渐形成过饱和状态，再发展形成晶核和晶体生长的过程变化。

设拟分离的天然活性成分——目标物质(简记为 M)可结晶，且存在于多组分溶质体系中。该体系为含晶体和非晶体的三种溶质 M、$D_1$(代表可结晶的杂质)、$D_2$(代表非晶杂质)的简单系统。萃取结晶过程中超临界流体 C 将先与 B(溶剂)及其中的溶质 M、$D_1$、$D_2$ 接触，形成混合液。(B＋C)协同溶解 M、$D_1$、$D_2$ 并向萃取釜上部迁移。当迁移物流遇到结晶器时，溶质 M、$D_1$ 出现吸附结晶。C 携带的 B、$D_2$ 进入分离釜后分离析出，从而实现了溶质 M、$D_1$ 的萃取结晶。M、$D_1$ 受结晶器阻尼而在结晶板不同位置结晶，形成梯度分布。萃取结晶流程如图 2－3 所示。

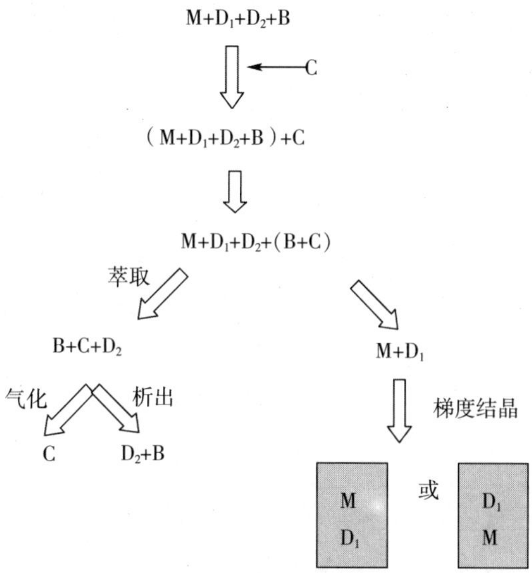


图 2－3　萃取结晶流程示意图

所以，超临界 $CO_2$ 萃取结晶是超临界 $CO_2$ 萃取与结晶技术的集成。而整个过程可设计为图 2－4 所示的作用模式。

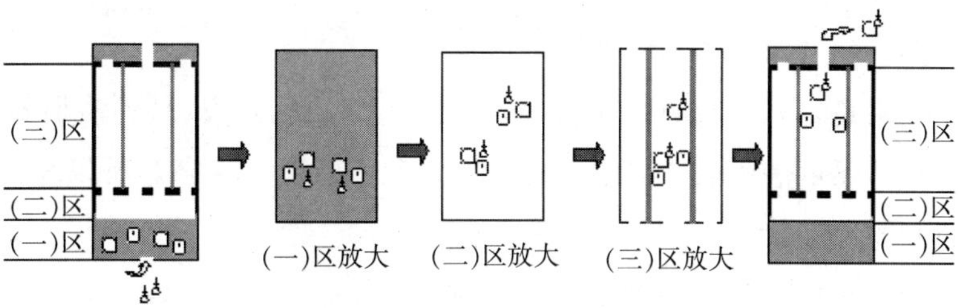


(一)区:原料液区　　(二)区:中空区　　(三)区:结晶场区

图 2－4　超临界 $CO_2$ 萃取结晶过程模式

将溶质形成溶解分散态，可有效增大传质面积，所以将溶质预先配成溶液状态，在很大程度上能提高萃取传质效率。

## 2.2　超临界流体萃取结晶机理分析

因超临界流体萃取结晶是在固体表面形成的吸附结晶，所以可从表面吸附、晶核形成、晶体生长、梯度结晶多方面来解析临界流体萃取结晶机理。

### 2.2.1　表面吸附

固体表面与液体表面一样，由于表面层分子所受的力是不对称的、不饱和的，因而产生剩余力场，这些不平衡力场对周围介质具有吸引作用，所以固体表面能自动地吸附那些介质，来降低其表面自由焓，这是表面特征性质之一[127]。

对于一个高度分散体系的总吉布斯自由能，可以认为是体积吉布斯自由能（内部吉布斯自由能）$G_{体}$与表面吉布斯自由能$G_{表}$之和，即

$$G_{总} = G_{体} + G_{表} = G_{体} + \sigma A \tag{2-1}$$

式中$\sigma$为表面张力，$A$为分散体系的有效表面积。

如果体系的温度、压力和组成及总量不变，$G_{体}$为一常数，则体系总的吉布斯自由能变化仅决定于表面吉布斯自由能的变化，即

$$dG_{总} = dG_{表} = d(\sigma A) = \sigma \cdot dA + A \cdot d\sigma \tag{2-2}$$

式(2-2)为表面能的变化方向提供了一个热力学准则，由此可以得出3个重要的结论：

(1)当$\sigma$一定时，$dG_{总} = \sigma dA$。

由此可见，只有当$dA<0$时，$dG$才小于零，也就是说，只有缩小表面积，才能降低体系的表面吉布斯自由能，使体系趋于稳定状态。所以缩小表面积的过程是自发过程。

(2)当$A$一定（即分散度不变）时，$dG_{总} = A d\sigma$。

若要$dG<0$，则必须$d\sigma<0$。也就是说，表面张力减少的过程是自发过

程，所以体系总是力图通过降低表面张力以降低表面吉布斯自由能，使之趋向稳定。这就是固体和液体表面具有吸附作用的原因。

(3)$\sigma$和$A$均有可能变化。

体系可通过降低表面张力和缩小表面积以降低其表面吉布斯自由能，使体系趋于稳定状态。例如，浸润现象就是这种情况。

而吸附结晶过程中吸附热(焓)$\Delta H$、吸附熵$\Delta S$和$\Delta G$之间的热力学关系式[101]为

$$\Delta G=\Delta H-T\Delta S \tag{2-3}$$

从热力学的角度来看，吸附结晶过程是在定温、定压下进行的，$\Delta G<0$；由三维空间限制在二维空间运动，其有序性提高，混乱度降低，$\Delta S<0$；因此，$\Delta H<0$，即吸附是一个放热过程，所以温度升高将不利于吸附。

根据表面物理化学的研究[126]，吸附性能的强弱可通过固体表面张力($\sigma$)大小来比较，其中金属键物质的$\sigma$最大，离子键物质的$\sigma$次之，极性共价键物质的$\sigma$再次之，非极性共价键液体的$\sigma$最小，所以结晶板的材质对吸附作用也产生较大影响。

而一般固体表面是结晶粒子的表面集合。由于固体在形成或加工过程中，晶体表面往往成为不完整的由结晶粒子形成的面，存在晶格缺陷，此外还有点缺陷和杂质原子。这些缺陷往往成为吸附作用的中心。

从分子之间作用力角度来看，表面吸附作用的最根本因素是吸附质和吸附剂(结晶板)之间的作用力，也就是范德华力，它是一组分子引力的总称，具体包括三种力：定向力、诱导力和色散力[128]。

在描述质点(原子或分子)的相互作用时，往往用它们相互作用的能量$E$(也就是使得质点彼此分开所必须消耗的功)来表示的。因此，分子引力的总能量可表示为

$$E_{范德华}=E_{定向}+E_{诱导}+E_{色散} \tag{2-4}$$

①由于极性分子的永久偶极距产生的分子间的静电引力为定向力，它是极性分子之间产生的作用力，其平均能量为

$$E_{定向}=-\frac{2}{3kT}\cdot\frac{\mu_1^2\cdot\mu_2^2}{r^6} \tag{2-5}$$

式中：$\mu_1$——吸附剂功能基偶极距；

$\mu_2$——吸附质分子偶极距；

$r$——两偶极子中心之间的距离；

$k$——波尔兹曼常数；

$T$——热力学温度。

从式(2－5)中可以看出：分子极性越大，$\mu_i$ 越大，作用力也越大，而偶极距与分子对称性、取代基位置等结构因素有关；分子的支链会导致 $r$ 增大，不利于吸附；吸附作用还与热力学温度成反比。

②极性分子与非极性分子之间的吸引力属于诱导力。极性分子产生的电场作用会诱导非极性分子极化，产生诱导偶级距，因此两者之间相互吸引，产生吸附作用。设极性分子的永久偶极距为 $\mu_1$，非极性分子之间的极化度为 $a_2$，则它们之间诱导力的能量为

$$E_{诱导}=-\frac{a_2 \cdot \mu_1^2}{r^6} \tag{2-6}$$

从式(2－6)可见诱导力与温度无关。

③非极性分子之间的引力属于色散力。当分子由于外围电子运动及原子核在零点附近振动，正负电荷中心出现瞬时相对位移时，会产生快速变化的瞬间偶极距，这种瞬时偶极距能使外围非极性分子极化，反过来，被极化的分子又影响瞬时偶极距的变化，这样产生的引力叫色散力，色散力的能量为

$$E_{色散}=-\frac{3}{4} \cdot \frac{a^2 \cdot h \cdot v_0}{r^6} \tag{2-7}$$

式中 $h$ 为普朗克常数，$v_0$ 为电子的振动频率。

色散力也与温度无关，且是普遍存在的，因为任何系统中都有电子存在。色散能与外层电子数有关，随电子数的增加而增加。

上述各力的数值大小，对于各种物质是不一样的，取决于材质(吸附物)的性质。例如，结晶板表面的极性如果不均匀，且结晶板分子具有永久偶极距，那么在吸附过程中起主要作用的是定向力，色散力的能量相对较小；如果结晶板是非极性分子，那么定向力等于零，而在吸附过程中起主要作用的是色散力。换句话说，在分子间相互作用的总能量中，各种力所占的相对比

例是不同的，这主要取决于两个性质，即物质的极性和极化度。极性越大，定向作用力越大；极化度越大，色散力的作用越大。诱导力是次级效应[129]，计算结果表明，其能量约为分子间力的总能量的 5%。

由上述分析知，超临界流体的温度、压力以及结晶板的材质、结晶板的表面形态等都影响着吸附效果。

### 2.2.2　晶核形成

成核的经典理论是[129]：当晶核在亚稳定相中形成时，可以把体系的吉布斯自由能的变化看成两项的组成，即

$$\Delta G = \Delta G_v + \Delta G_s \tag{2-8}$$

式中 $\Delta G_v$ 为新相形成时体自由能的变化，且 $\Delta G_v < 0$，$\Delta G_s$ 为新相形成时新相与旧相界面的表面能，且 $\Delta G_s > 0$。也就是说，晶体的形成，一方面由于体系从液相转变为内能更小的晶体而使体系自由能下降，另一方面又由于增加了液一固界面而使体系自由能升高。

超临界流体萃取结晶的晶核形成过程中，固体表面受力不平衡，具有过剩的表面吉布斯自由能，因而其不饱和力场对碰撞到固体表面上的溶质分子有吸引作用，使溶质分子在结晶器表面上聚集，从而降低了固体的表面吉布斯自由焓。在成核之初，超临界流体中快速运动的溶质与结晶器碰撞频率较高，首先结合成聚集体单元，当聚集体单元增长到一定限度后成为晶胚。晶胚极不稳定，有可能继续长大，亦可能重新分解为聚集体单元或单一元素。当晶胚进一步长大即成为稳定的晶核[130]。

设晶核为球形，则式(2-4)可写为

$$\Delta G = (4\pi/3) r^3 \Delta G_v^0 + 4\pi r^2 \Delta G_s^0 \tag{2-9}$$

式中 $\Delta G_v^0$ 与 $\Delta G_s^0$ 分别表示单位体积的新相形成时自由能的下降和单位面积的新旧相界面自由能的增加。

根据式(2-9)作 $\Delta G - r$ 曲线，如图 2-5 所示(图中虚线为总自由能变化 $\Delta G$)。由图 2-5 可知，随着晶核的长大(即 $r$ 的增加)，开始的时候体系自由能是升高的，这意味着当晶核很小时，界面能的升高 $\Delta G_s$ 大于体自由能降低 $\Delta G_v$；但是，当晶核半径达到某一值($r_c$)时，体系自由能开始下降，这意味

着当晶核较大时，界面能的升高 $\Delta G_s$ 小于体自由能的降低 $\Delta G_v$。体系自由能由升高到降低的转变时所对应的晶核半径值 $r_c$ 称为临界半径。

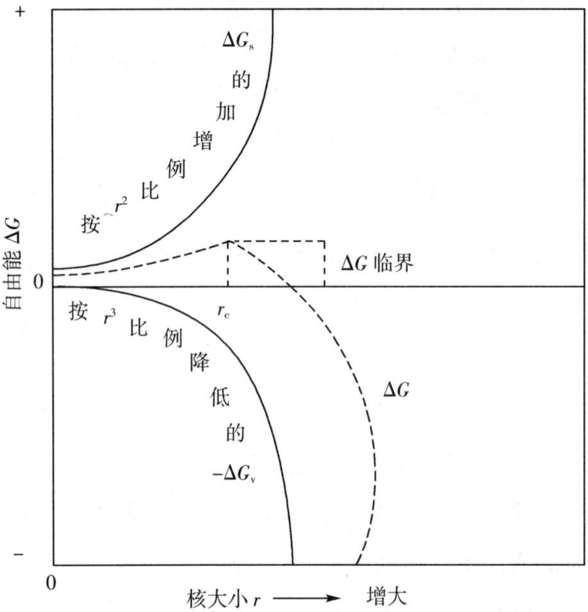


图 2-5　成核过程中晶核半径 $r$ 与体系自由能变化 $\Delta G$ 的关系

只有当 $r>r_c$ 时，$\Delta G$ 下降，晶核才能稳定存在，否则不能成核。

影响成核的内因主要是过饱和度。因成核的相变有滞后现象，就是说当浓度刚达到饱和度时，并不能看到成核相变，成核总需要一定程度的过饱和。

实践证明[131]，一种物质的饱和度(或溶解度)与它的颗粒的大小也有关系。微小颗粒的溶解度往往要比正常颗粒的平衡溶解度要大。用热力学方法可以得到关系式[5,126]

$$\ln\frac{c}{c*}=K\cdot\frac{M\cdot p\cdot\sigma}{T\cdot\rho\cdot r}=\ln s \tag{2-10}$$

式中：$c$——过饱和溶液的浓度；

$c*$——饱和溶液的浓度；

$K$——常数；

$M$——溶质的相对分子质量；

$P$——流体压强；

$T$——流体的绝对温度；

$\rho$——溶质固体颗粒的密度；

$r$——溶质固体颗粒的尺寸；

$s$——过饱和度。

由式(2-10)知，饱和度受流体的压强 $P$ 和温度 $T$ 影响也较大。

超临界流体结晶成核过程流体密度发生涨落现象。在相界面上，由于诸如外来质点、容器壁以及原有晶体的表面等因素影响，大多是非均匀成核。在基底表面上成核概率比在体系中的自由空间的概率来得大，基底表面对成核起到催化作用[132]。在萃取釜中增加结晶器，一方面可提供一个结晶场所，另一方面可通过增加的表面吸附场，降低超临界流体混合液的表面张力，来提高体系成核稳定性。

所以，超临界 $CO_2$ 萃取结晶成核机理可以从如下几方面解释：

(1)从溶解性角度来讲。当施加表面场时[133]，由于固体物质的表面吸附作用，使分子之间的作用力减弱，溶剂相因密度与粘度下降使表面张力减弱，而超临界 $CO_2$—有机溶剂混合溶剂对溶质的束缚能力也减弱，结晶器表面上溶质分子的聚集性增强，致使溶质分子将向结晶板表层迁移，而溶剂相(环境相)因溶解度降低，结晶板吸附层中溶液的饱和度呈上升趋势，最终达到晶核形成。

(2)从分子碰撞角度来讲。在这种体系中，溶液成核过程首先在超临界 $CO_2$ 的作用下将目标物质的混合液分散成无数微细的液滴，每一个液滴都包覆着一个晶核；当超临界 $CO_2$ 流体与有机溶剂形成一种“缔合体”协同溶解溶质向上方迁移时，亚稳态混合液受到结晶板的表面吸附作用，混合液密度会出现局部涨落，超临界 $CO_2$ 将“脱掉”溶质周围的有机溶剂分子，间接地起到了提高溶液过饱和度的效果，而溶质分子间也因碰撞频率的增加，释放转移的能量增大，分子活性降低较大，易迅速形成晶核。

(3)从能量角度来讲。施加表面吸附场，可降低流体混合液系统的活化能，从而降低溶质结晶的界面能。

而经典的结晶成核的速率公式为[134]

$$J_N = K \cdot \exp\left[\frac{-E}{(-\ln s)^2}\right] \tag{2-11}$$

式中：$J_N$——单位时间单位体积形成晶核的数量；

$s$——过饱和度；

$K$——动力学系数；

$E$——能量项能级。

对一个给定的过饱和比和溶解度的溶液，成核能量等级越低，成核速率越大。而表面吸附为放热反应，降低了成核溶液的表面能（结晶界面能），从而降低了成核能量等级，从而有利于结晶成核。

对式(2-9)两边取对数，可得到

$$\frac{\mathrm{d}(\Delta G)}{\mathrm{d}r} = 4\pi \cdot r^2 \cdot \Delta G_V^0 + 8\pi \cdot r \cdot \Delta G_S^0$$

则临界半径 $r_C$

$$r_c = \frac{-2\Delta G_S^0}{\Delta G_V^0} \tag{2-12}$$

将式(2-10)代入(2-12)中，可以得到最大自由能

$$\Delta G_C = \frac{16\pi \cdot (\Delta G_S^0)^3}{3(\Delta G_V^0)^2} = \frac{4}{3}\pi \cdot \Delta G_S^0 \cdot r_C^2 \tag{2-13}$$

式(2-13)中，$\Delta G_C$即是成核时所必须跨越的能垒。在其他条件不变的情况下，根据式(2-13)分析知，通过降低压力、升高温度和增大过饱和度都能降低溶质成核的能垒；若有外场提供活化能，也将降低溶质结晶成核自身的能垒。

由上述分析知，结晶器提供的表面吸附场对超临界流体中结晶成核具有促进作用，而工艺条件，如压力、温度等都将不同程度地影响结晶成核的能垒，且通过外场强化，如磁场、电场等也能影响结晶成核的能垒。

### 2.2.3 晶体生长

受操作条件的影响，物质的结晶过程可以属于表面反应控制，也可以属于扩散控制，例如：较高温度下，表面反应速率有较大提高，扩散速率增大有限，结晶过程属于表面反应控制；较低温度下，则可能转为扩散控制。因为超临界 $CO_2$ 萃取结晶温度一般要求不太高（35℃～70℃之间），所以超临界

$CO_2$ 萃取结晶过程属于扩散控制。

按照扩散学说，晶体生长过程由下面 3 个步骤组成：

(1)溶液中的溶质 $\xrightarrow[\text{推动力}(C_0-C_i)]{\text{扩散}}$ 晶体表面的静止液

(2)晶体表面的溶质 $\xrightarrow[\text{推动力}(C_i-C_S)]{\text{长入}}$ 晶面释放结晶

(3)结晶热 $\xrightarrow{\text{传导}}$ 溶液

其中，$C_0$ 是液相主体浓度，$C_i$ 是界面上的浓度，$C_s$ 是晶体表面的浓度。形成晶体的过程，就是物质从其他的相转变为新结晶相的过程，即原来不结晶的物质在一定的物理化学条件(温度、压力、浓度等)下转变为结晶物质的过程，或一种结晶物质由于物理化学条件变化而转变为新结晶物质的过程。

晶体生长过程中，晶体颗粒定位的驱动力可能是界面能。界面能包括两个方面：颗粒表面的双电层和颗粒的取向。当晶体颗粒在液体中运动时，相互碰撞的晶体颗粒之间的取向是随机的，它们之间能否结合取决于颗粒之间的相互作用力的合力与环境相流体对其驱动力的相对大小。当合力大于驱动力时，颗粒相互结合；反之则不能结合。由于合力与驱动力之间的相对大小的程度不同，因而产生形式多样的晶体颗粒定位方式[134,135]。

在超临界流体萃取结晶过程中，晶体生长实质属于结晶条件下成批晶体的生长，它们可能在压力、温度、过饱和度、杂质浓度、固体表面吸附、流体力学条件等方面彼此不同的情况下生长，且同一晶体的晶面也可能处于不同的条件[136]。晶体生长的主要阶段是：结晶物质从溶液本体向晶体表面扩散，结晶物质在表面上吸附，最简单的粒子沿表面层移动，最后通过表面吸附、分子碰撞，以某种方式嵌入晶格。结晶过程中的晶体生长主要存在有(成)核生长和位错生长两种生长机理。有核生长机理认为，在晶面上先出现晶核，这个晶核一方面长大，另一方面把整个晶面单层覆盖起来，然后，再次生成核，再以新的单层覆盖晶面。这时，晶面的线生长速率可表示为[137]

$$L=K_2\cdot\exp\left(\frac{-\pi\cdot y^2\cdot l}{(\ln s)\cdot V_{\text{mol}}\cdot k^2\cdot T^2}\right) \qquad (2-14)$$

式中：$K_2$——频率因子；

$\gamma$——比表面能；

$l$——单层厚度；

$V_{mol}$——溶解物质的分子体积；

$S$——过饱和度；

$k$——波尔兹曼常数；

$T$——系统温度。

由式(2-14)可以看出，晶体的生长速度受比表面能、系统温度、过饱和度等的影响。

从超临界流体溶液中生长晶体，最关键的因素也是控制溶液的过饱和度，晶体只有在稳定的过饱和溶液中生长才能确保晶体的质量[138]。影响过饱和度的因素除了固体的表面形态外，工艺参数中压力、温度等变化也能产生较大影响。因在超临界状态下，系统温度和压力的变化都易引起流体密度的改变，所以，作者通过改变工艺参量——压力、温度以控制超临界流体密度和超临界$CO_2$溶液的过饱和度，从而调整溶质溶解与结晶的相态平衡点，达到控制晶体生长的目的。

### 2.2.4 梯度结晶

超临界$CO_2$萃取结晶的目标是实现混合物的分离，它涉及溶质各组分与结晶板之间的迁移阻尼差异和各组分与超临界流体之间的溶解性的差异，是一个与表面吸附、热力学和动力学有关的综合性问题。

一般说来，天然产物中待分离物处于多种组分形成的混合物中，除了目标组分外，其他成分也占相当比例。假设结晶板材质为不锈钢，且表面具有一定粗糙度，根据超临界流体色谱分离原理和分子迁移理论，当超临界流体携带溶质经过“薄板狭缝”时，流体在结晶板表面形成一定厚度的边界层(如图2-7所示)，其横向主要表现为分子扩散，纵向主要表现为层流流动；边界层中溶质受结晶板表面吸附作用以及流体粘性作用，形成纵向传质阻力；若溶质中各组分物性(由荷电性、分子形态、分子键等决定)、重力以及与结晶板之间的作用力等存在差异，当溶质随流体在结晶板表面界面层向上方迁移时，因迁移初速度($u_0$)、阻尼系数($C_f$)等不同，导致溶质中结晶性组分在结晶板表面不同位置($H$)处形成吸附结晶。

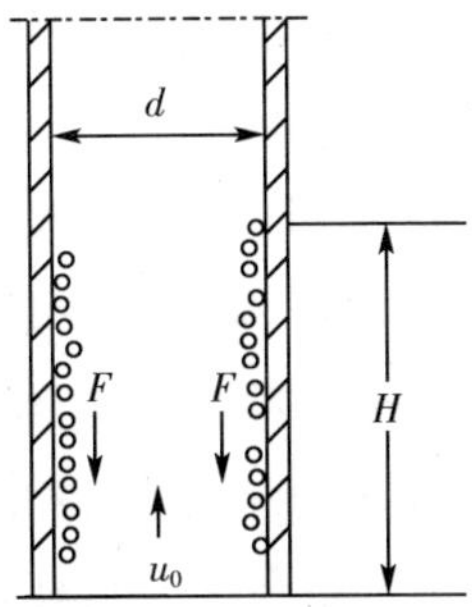


图 2-7　溶质在两结晶板间迁移阻尼图

由流体边界层理论、分子运动学理论和色谱理论[139,140]知，溶质随流体向上方迁移，受到固体表面吸附和流体解析，在结晶板上形成一定的迁移距离 $H_S$，可表示为

$$H_S = C_f \cdot u_0 \tag{2-15}$$

其中 $u_0$ 为溶质达结晶板下端的速度；$C_f$ 为固体表面迁移系数，其与固体表面迁移阻尼系数 $C_S$ 的关系为

$$C_f = m / C_S \tag{2-16}$$

而 $C_S$ 与固体的结构、表面形态等有很大关系，也可表示为

$$C_S = q \cdot \frac{k^2}{(1+k)^2} \cdot \frac{\varepsilon_f^2}{D_S} \tag{2-17}$$

式中：$D_S$—溶质流体相中的扩散系数；

$\varepsilon_f$—固体表面粗糙度；

$q$—固体表面结构因子；

$k$—分配系数。

由式(2-17)知，迁移阻尼系数与固体表面粗糙度的平方和固体表面的结构因子成正比，而与固定相表面溶质分子扩散系数成反比。

将式(2-16)、(2-17)代入式(2-15)得

$$H_S = m \cdot \frac{1}{q} \cdot \frac{(1+k)^2}{k^2} \cdot \frac{D_s}{d_f^2} \cdot u_0 \tag{2-18}$$

从式(2-17)、(2-18)可以看出，结晶板的表面结构因子、表面粗糙度以及溶质物性等影响着溶质在结晶板表面的迁移阻尼系数，从而影响着迁移

距离 $H_s$，同时 $H_s$ 也受流体流速和溶质在流体中溶解特性的影响。

鉴于目标物质($a$)、杂质($b$)之间存在物性差异，以及它们与结晶板表面作用力也存在一定差异，导致各组分在结晶板界面层中形成不同的迁移系数。当目标物质在结晶板表面的迁移阻尼系数比杂质的小时，将在较大位移($H_a$)处结晶，而杂质则在较小位移($H_b$)处结晶；当杂质在结晶板表面的迁移阻尼系数比目标物质的小时，则结晶析出位置相反，从而实现梯度结晶分离。两种情况都可在结晶板某位移处获得较高纯度的目标物质。

根据上述变化规律，当目标物质的 $H_a < H_b$ 时，可以通过增加系统萃取结晶压力来提高溶剂的溶解能力，这样大量杂质将向上部迁移或到分离釜中，继而扩大目标物质的结晶析出区域，有利于提高产品得率；当目标物质的 $H_a > H_b$ 时，考虑到系统压力过高将提高目标物质的溶解能力，从而削弱吸附结晶效果，所以，对于在结晶板上部结晶析出的目标物质，应将压力控制在某个范围内。

当溶质的组成较复杂时，可以把它们的阻尼系数分为强、中、弱三种，从而根据结晶析出位移差异在上、中、下三处分别得到不同组分的高纯结晶产物；如果溶质组分更复杂，还可进行再细分，都可通过梯度结晶达到分离目的。

由于超临界流体萃取过程中，溶质分子之间的作用力也较强，分子处于复杂的自由与配位结合混合态，梯度结晶分离界限不是很严格，因而一次超临界流体萃取结晶分离效果不是非常理想，需要通过几次重复萃取结晶才能达到预期的分离目标。

对于有限高度的萃取结晶釜(实验装置的高度一般在 1 米以下，而生产装置也仅有几米高)，为了提高梯度结晶分离度，需增强结晶板的吸附性能，如改良表面粗糙度，或使结晶板布满微孔，能在一定程度上提高结晶板吸附结晶的表面积，同时也能提高阻尼系数 $C_f$，从而降低迁移距离 $H$，使各组分在较短距离范围内实现梯度结晶分离。

由上述分析知，在其他条件不变的情况下，溶质中不同组分因物性以及受结晶板表面作用效果不同导致在结晶板上的迁移阻尼系数不同，从而产生梯度结晶分离，而梯度结晶分离效果也受结晶板物性、表面形态、板间距和流体流速等影响。

## 2.3　影响萃取结晶因素综合分析

超临界流体萃取作为一种分离技术，对其影响因素进行详细分析，便于有效控制和调整萃取结晶结果。从上述萃取结晶机理的解析可以把影响因素分为内因和外因两种，而每种又分为主要矛盾和次要矛盾、矛盾主要方面和次要方面来进行。

内因有物性、空间结构、荷电性、分子量、浓度、pH 值、组分的多寡等，而目标物质的物性差异是主要内因。一般说来，内因是工艺参数控制的次要方面，在萃取结晶工艺研究中主要作为控制外因的基础和理论依据。

外因的覆盖面比较广，主要有：(1)工艺条件，如压力、温度、时间、流体流量(或流速)等；(2)结晶器，如材质、板间隙、表面形态、空间尺寸、结构形式等；(3)外场，如磁场、电场、超声等。

为此，研究影响萃取结晶分离效果主要从矛盾的主要方面来考虑，重点分析工艺条件、结晶器和外场的作用效果。

### 2.3.1　工艺条件影响

在众多工艺条件中，压力和温度是主要影响因素，其次是时间和流速。

1. 压力影响

就萃取而言，压力越高，超临界流体的密度也越大，有利于萃取；就表面吸附而言，压力越高，结晶板表面溶质的浓度也越大，分子间的距离 $r$ 越小，固体表面的吸附力越大，从而有利于表面吸附；就晶核形成和晶体生长而言，压力增加，虽然提高了流体的溶解能力，但由式(2－10)可知，压力越高，达到结晶成核的过饱和度就越大，而超临界流体中溶质由压力增加引起溶解度的增量有限，因而吸附结晶受阻，所以压力增加不利于结晶成核和晶体生长；且压力过高，超临界流体解吸结晶体的能力增强，从而削弱结晶。

所以，压力对萃取结晶的影响具有两面性，需要通过实验数据寻找变化规律。

2. 温度影响

就萃取而言，随着温度的升高，传质速率加快，有利于萃取；从表面吸附来分析，因吸附是放热反应，由式(2－2)知，升温不利于吸附；而由式(2－3)知，升温能减少结晶板表面对溶质的分子吸引力，削弱吸附效果，从而影响吸附结晶；由式(2－6)知，温度升高，可降低结晶成核的过饱和度，有利于结晶成核。

所以，温度对萃取结晶的影响具有两面性，变化规律需要通过实验数据证实。

3. 流速影响

在其他条件不变的情况下，因流速与流量成正比，流速越快，流量越大，则单位时间内的结晶率增加；而流速越快，则结晶板表面的边界层越薄，影响了流体环境相与结晶板之间的传质，从而削弱了结晶效果；而由式(2－11)知，随着流速的提高，单位流速增量($\Delta u$)产生的位移增量($\Delta H$)相对值减少，导致梯度结晶分离效果越来越差。

### 2.3.2 结晶器影响

在结晶器方面，为了实现有限距离范围内结晶板上具有梯度结晶分离效果，在结晶板表面具有一定粗糙度，并符合吸附结晶的条件下，结晶器的材质、板间隙和结构形状对萃取结晶影响较大。

1. 材质影响

因超临界流体萃取结晶属于吸附结晶，而吸附性能的强弱可通过固体表面张力($\sigma$)大小来比较。由式(2－2)知，$\sigma$越大，降低表面自由能越大，越有利于吸附。

2. 板间隙影响

由结晶场理论知，结晶器板间隙越小，结晶板的数目越大，则结晶场的表面积越大，有利于结晶；但间隙小到一定值后，结晶板表面的层流层厚度较小，溶质在结晶板表面的传质率降低，即流体主体流动对结晶器表面的“吹扫”效果增强，削弱了吸附结晶。

3. 结构形状影响

结晶器的结构形状主要有结晶器的高径比和表面形态，如光面与凸凹面、平面与曲面等。

一般来说，高径比的增加对萃取结晶是有利的。因高径比的增加能增加结晶场的高度 $H$，从而提高分离组分的数目和组分之间的分离度，同时也有利于增加结晶表面积。

而结晶器的表面形态，对于光面与凸凹面比较，由于凸凹面的表面积更大，在某种程度上更有利于结晶；但凸凹面突出比较显著时，流体主体为湍流流动，局部的涡流流动增加，将一定程度上会削弱吸附结晶。

### 2.3.3　外场影响

式(2-9)中 $\Delta G_C$ 即是成核时所必须跨越的能垒。在其他条件不变的情况下，根据式(2-9)分析知，通过增加外场，如表面场、磁场、电场等，若产生正相作用，有利于跨越能垒，便于结晶成核；反之，将抑制结晶成核。

## 2.4　本章小结

综上所述，根据超临界流体萃取结晶机理及其影响因素分析，可得到如下结论：

(1)结晶器为超临界 $CO_2$ 萃取结晶提供一个表面吸附场，从而能降低结晶过程的界面活化能，形成吸附结晶。

(2)在萃取结晶过程中：

①降低温度、增大压力有利于吸附，而结晶板的材质、表面形态等也影响着吸附作用；

②除了结晶器外，降低压力、升高温度有利于降低结晶成核的能垒，而通过正相作用的外场强化，如磁场、电场等，也能影响结晶成核的能垒；

③通过改变工艺参数中的压力、温度参数来控制超临界流体密度和超临界 $CO_2$ 溶液的过饱和度，从而调整溶质溶解与结晶的相态平衡点，达到控制晶体生长的目的；

④溶质中不同组分因物性以及受结晶板表面作用效果不同导致在结晶板上的迁移阻尼系数不同，从而产生梯度结晶分离。

(3)工艺参数的影响：

①升高压力有利于萃取传质和表面吸附；但是过高的压力会导致超临界流体的解吸作用增强，不利于吸附结晶；同时，压力过高，超临界流体溶液也很难达到饱和状态，从而抑制了晶核形成和晶体生长。所以，压力影响超临界流体萃取结晶具有两面性。

②因吸附作用为放热反应，升高温度将降低吸附量，不利于吸附，而升高温度有利分子扩散，提高萃取传质效率，所以温度影响超临界流体萃取结晶也具有两面性。

(4)结晶器的影响：

结晶器的表面形态，粗糙的表面相比光面更有利于结晶；而非常粗糙的平面将增加涡流流动，一定程度上削弱吸附结晶。

同时结晶器的材质、板间距、结构形状也对萃取结晶产生很大的影响。

(5)就外场影响而言，如磁场、电场强化，若为正相作用将促进吸附结晶，若为负相作用将削弱吸附结晶。

为找到物质结晶规律(量效关系、量变到质变的度)、验证理论分析结果、优化实用工艺参数、指导工艺与装备设计，作者将在后续各章中分别就工艺条件、结晶器结构、外场强化对超临界流体萃取结晶的影响进行实验研究，并以穿心莲内酯为例进行分离工艺优化研究。

# 第 3 章　工艺条件对超临界 $CO_2$ 萃取结晶的影响

影响穿心莲内酯超临界 $CO_2$ 萃取结晶的工艺参数，主要有压力、温度、时间、$CO_2$ 流量等。为此，作者将考察萃取结晶压力、温度、时间、$CO_2$ 流量对超临界 $CO_2$ 萃取结晶穿心莲内酯的影响。

## 3.1　实验方案设计

### 3.1.1　实验材料、设备及仪器

实验材料、设备及仪器见表 3－1。

表 3－1　实验材料、设备及仪器

| 实验材料，设备及仪器 | 生产厂家 |
|---|---|
| 穿心莲浸膏（穿心莲内酯含量为 30%） | 合肥拓峰生物工程有限责任公司 |
| 高纯穿心莲内酯（穿心莲内酯含量为 90%） | 合肥拓峰生物工程有限责任公司 |
| 穿心莲内酯标准品 | 中国药品生物制品检定所 |
| 乙酸乙酯（分析纯） | 上海试剂一厂 |
| 甲醇（色谱纯） | 上海试剂一厂 |
| 水（重蒸水） | 合肥拓峰生物工程有限责任公司 |
| 二氧化碳（99.8%食品级） | 合肥六方特种气体厂 |
| 40MPa 超临界 $CO_2$ 萃取结晶设备 | 合肥工业大学生物机电工程研究所 |
| 2.5L 萃取结晶釜（高径比 6∶1） | 自行研制 |
| 电子天平 | 上海分析仪器厂 |
| 溶剂过滤器 | 上海分析仪器公司 |
| HPLC 检测仪 | 美国 Waters 公司 |
| HITACHIX－650 扫描电子显微镜 | 日本 HITACHI 公司 |
| D/Max－γA 型 X－射线衍射仪 | 日本理学电机公司 |
| MAGNA－IR750 型傅里叶变换红外光谱仪 | 美国尼高力仪器公司 |

超临界$CO_2$萃取结晶设备与一般超临界流体萃取设备结构基本相似，除了特殊的萃取结晶釜外，也具有常规的气体钢瓶、过滤器、增压器、料液罐、预热器、分离釜（Ⅰ）、分离釜（Ⅱ）、流量计、放空罐、调压器（手动和传感器控制两套）、控制系统等组成，如图 3－1 所示。

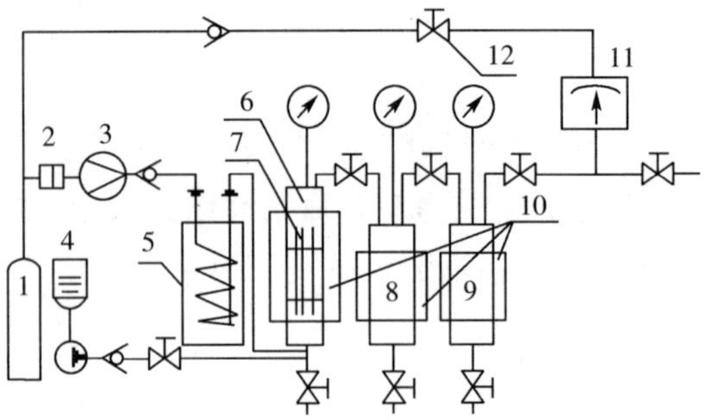


1—气体钢瓶；2—过滤器；3—增压器；4—料液罐；5—预热器；6—萃取结晶釜；7—结晶器；8—分离器（Ⅰ）；9—分离器（Ⅱ）；10—水浴；11—流量计；12—调压器

图 3－1　超临界$CO_2$萃取结晶实验装置

### 3.1.2　实验方法

实验以穿心莲浸膏（穿心莲内酯纯度 30%）和高纯穿心莲内酯（穿心莲内酯纯度 90%以上）为原料，采用单因素实验，考察了超临界$CO_2$萃取结晶压力、温度、时间、$CO_2$流量对萃取结晶的影响。并对实验结果进行了高效液相色谱（High-Performance Liquid Chromatography，HPLC），扫描电子显微镜（Scanning Electron Microscope，SEM），X 射线粉末衍射（X-ray Diffraction，XRD）和红外光谱（Infrared，IR）等检测、分析。

实验分四步进行：

第一步，原材料前处理，即先用选定的溶剂（本文选择了乙酸乙酯）在温水浴条件下溶解原料，再进行沉淀、过滤和浓缩；

第二步，将浓缩滤液通过料管（或料泵）移入萃取结晶釜中，且料液的最大高度不没及结晶板下端（本研究将结晶板下端与液面的间距设置为 50～80mm）；

第三步，根据实验方案，对设计的工艺参数进行穿心莲内酯超临界$CO_2$萃取结晶试验；

第四步，采用称量法、HPLC、SEM、XRD、IR 对实验结果进行选择性取样观察、分析。

### 3.1.3 检测方法

HPLC 法检测产品纯度，其色谱条件[141]：流动相为甲醇：水＝80：20（V/V），流速为 1.0mL/min。

另外，采用 SEM 法分析晶体的形态，XRD 法分析晶体的晶型，IR 法进行晶体分子结构确证。

1. 最大吸收波长选择

最大吸收波长的选择采用 Waters 996 型二极管阵列检测器（Diode Array Detector，DAD）进行全波段扫描。将穿心莲内酯标准品配成浓度为 0.2mg/mL，进样 10μL，HPLC 仪自动扫描分析，得到图 3－2 所示的光谱－色谱综合谱图，发现穿心莲内酯在 224nm 处吸收最强，所以将 HPLC 法测定穿心莲内酯含量的波长设定为 224nm。

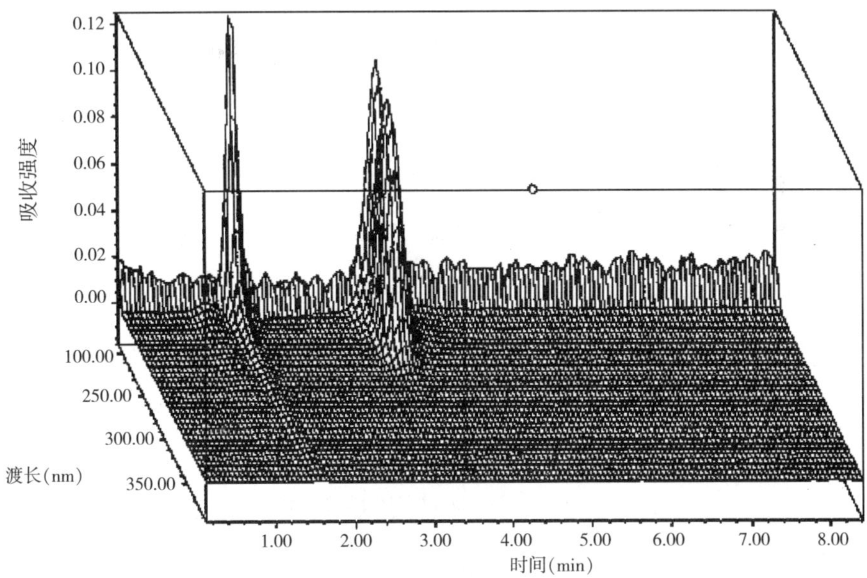


图 3－2 DAD 获得穿心莲内酯标准品的三维谱图

2. 含量测定

(1)标准曲线的制备。

精密称取穿心莲内酯对照品 1.82mg，置于 5mL 容量瓶中，用甲醇溶解并定容至刻度，摇匀，即得对照品贮备液。吸取该溶液 1.0mL，转移至 5mL 容量瓶中，定容至刻度，摇匀。进样针吸取稀释液，依次进样 2mL、6mL 、10mL、14mL 和 18μL；色谱条件可参照文献[141]：Waters Symmetryshield 5μm $C_{18}$ 柱（3.9×150 mm）色谱柱，甲醇－水＝80％－20％（V/V）为流动相，流速 1.00mL/min，检测波长 224 nm，以色谱峰的面积为纵坐标，进样浓度（mg/mL）为横坐标进行线性回归，结果如图 3－3 所示。对变化曲线进行回归分析知，穿心莲内酯的甲醇溶液浓度在 0.1～0.3mg/mL 范围内与吸收峰面积呈线性关系，回归方程为

$$Y = 20852X + 324.6,\ r = 0.9995$$

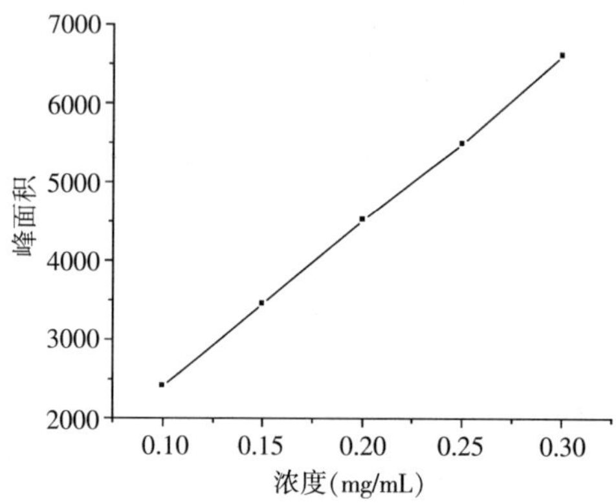


图 3－3　穿心莲内酯对照品的标准曲线

（2）结晶产物中穿心莲内酯的测定

精密称取结晶产物 2.00mg，置 10mL 容量瓶中，用甲醇溶解并定容至刻度，摇匀，即得样品溶液，再参照文献[141]进行检测、分析。

## 3.2　实验结果及讨论

### 3.2.1　超临界 $CO_2$ 萃取结晶现象观察

选择原料 90％穿心莲内酯原料，工艺条件：压力 8～20MPa、温度 40℃～70℃、时间 30～120min、流量 15L/min。先在萃取釜中放置结晶器，再将

原料液移入萃取结晶釜中，选择超临界 $CO_2$ 萃取结晶压力 12MPa、温度 55℃、时间 60min、流量 15L/min 进行萃取结晶实验。

实验结束后，取样观察，发现结晶器上出现白色穿心莲内酯粉末薄层，再通过 SEM 观察和 XRD 分析，发现产品具有晶体的普遍特性，从而证实了超临界 $CO_2$ 萃取穿心莲内酯过程存在结晶行为。

1. 晶体的形成与生长

为了深入探索超临界 $CO_2$ 萃取穿心莲内酯过程的结晶效果，特选择 30％穿心莲内酯为原料，实验工艺参数选择：萃取压力 16MPa、萃取温度 55℃、萃取时间 90min、$CO_2$ 流量 15L/min；第一分离釜分离压力设置为 5.0MPa，分离温度设置为 15.0℃；第二分离釜分离压力设置为 3.5MPa，分离温度设置为 20.0℃。实验发现：经超临界 $CO_2$ 萃取约 45min 后，结晶板上出现少量穿心莲内酯结晶；经过 20min 萃取结晶后，穿心莲内酯晶体增多；再经过 20min 萃取结晶，穿心莲内酯晶体更多，且产品的颜色在结晶板上呈现由深至浅的梯度分布，即从上至下，颜色由白变浅黄，再变黄，底部为黄褐色。所以，超临界 $CO_2$ 萃取结晶穿心莲内酯过程可设计为图 3－4 所示的变化模式。

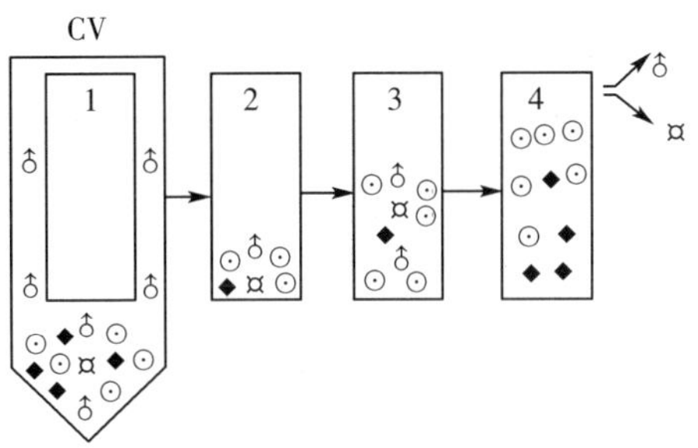


图 3－4　晶体在结晶板上的生长情况

♁—二氧化碳；⊙—穿心莲内酯；¤—溶剂；◆—杂质

1—结晶板的初始状态；2—45min 时结晶板的状态

3—65min 时结晶板的状态；4—85min 时结晶板的状态

2. HPLC 分析

在上述实验中，其他条件不变，萃取结晶压力分别选择了 10MPa、15MPa 和 20MPa 进行实验。实验结束后，将结晶板由下至上平均分为 5

段，进行取样检测，结果如图 3－5 所示。

综合图 3－4 和图 3－5 中的实验数据，其能充分证实了超临界 $CO_2$ 在萃取穿心莲内酯过程在结晶板上出现吸附结晶，且穿心莲内酯在结晶板上依纯度梯度结晶分布。

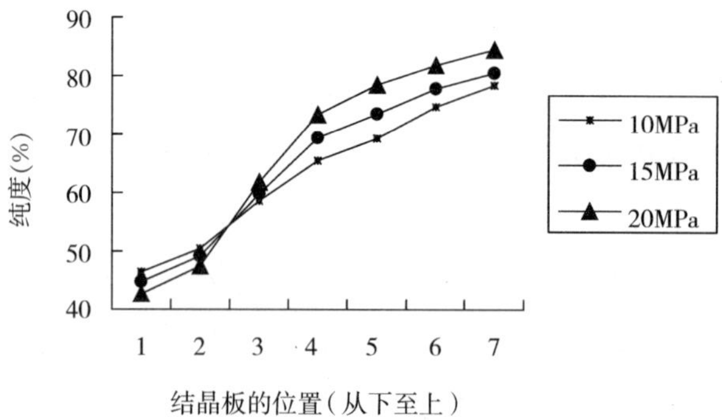


图 3－5　穿心莲内酯晶体在结晶板上的纯度分布规律

### 3.2.2　压力效应

在其他条件不变的情况下，选择压力为 9～25MPa，考察了其对超临界 $CO_2$ 萃取结晶穿心莲内酯的作用效果，并对所得样品进行了 HPLC、SEM、XRD 检测。

1. HPLC 分析

以 30％的穿心莲内酯浸膏为原料，在萃取结晶温度为 55℃、时间 90min、$CO_2$ 流量 15L/min 条件下，考察了压力分别为 9MPa、13MPa、17MPa 和 21MPa 的作用情况。

实验结束后，将结晶板由下至上平均分为 5 段，分别进行 HPLC 检测，得到不同压力条件下的结晶板位置—纯度变化曲线，如图 3－6 所示。

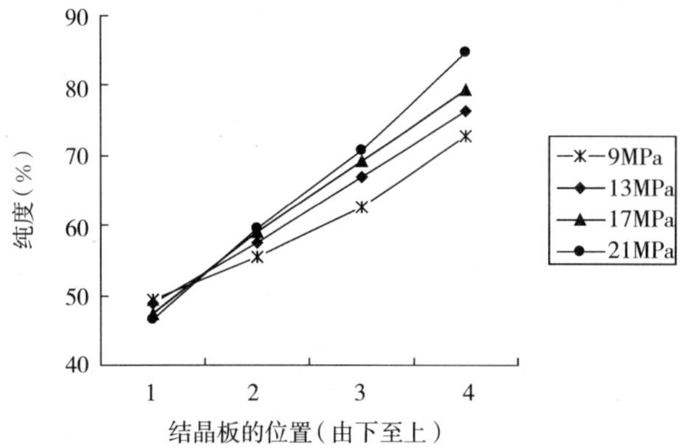


图 3-6　压力对萃取结晶穿心莲内酯纯度的影响

2. 结晶量测定

以 90%的穿心莲内酯浸膏为原料，在萃取结晶温度为 55℃、时间 60min、$CO_2$ 流量 15L/min 条件下，考察了压力分别为 9MPa、12MPa、15MPa 和 18MPa 的情况。

实验结束后，将结晶板自底至顶部平均分为 3 段，由下至上取样，压力—结晶量关系如表 3-2 所示。

**表 3-2　萃取结晶压力与穿心莲内酯结晶量分布**

| 压力(MPa) | 结晶量 (g) | | | 相对结晶量(%) | | |
|---|---|---|---|---|---|---|
| | 上 | 中 | 下 | 上 | 中 | 下 |
| 9 | 0.0413 | 0.0817 | 0.0711 | 20.2 | 42.1 | 34.8 |
| 12 | 0.1953 | 0.4604 | 0.3021 | 20.4 | 48.1 | 31.5 |
| 15 | 0.0222 | 0.0579 | 0.0226 | 21.6 | 56.3 | 22.0 |
| 18 | 0.0836 | 0.3140 | 0.0769 | 19.2 | 66.2 | 17.7 |

由图 3-6 中的曲线变化规律可知：在各种压力条件下，穿心莲内酯在结晶板上都依纯度呈梯度结晶分布，符合萃取结晶过程中梯度结晶理论；且在其他工艺参数不变的情况下，随着压力的升高，结晶板中上部穿心莲内酯的纯度越来越高；由表 3-1 知，结晶板上部相对结晶量先增后降，15MPa 处最高。说明在超临界状态下，穿心莲浸膏中不同物性的组分与结晶板间形成不同的迁移阻尼系数，可形成梯度结晶；随着压力的升高，SC－$CO_2$ 的萃取

能力增强[142]，出现压力与结晶量的正相关系，萃取结晶为主要矛盾，而当压力超过一定值后，由于SC－$CO_2$的溶解度提高，能把结晶析出的晶体重新溶解，对结晶过程形成负效应，从而削弱结晶。

3. SEM观察

原料采用90％的高纯穿心莲内酯，在其他工艺参数不变的情况下，选择常压溶剂结晶及压力为9MPa、15MPa和18MPa进行超临界$CO_2$萃取结晶，并采用SEM法考察晶体形貌，结果如图3－7所示。

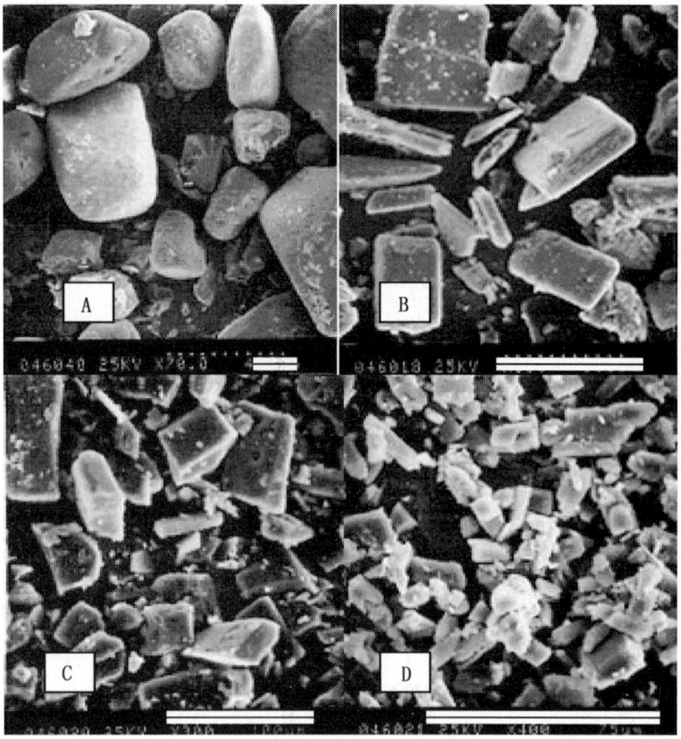


图3－7　晶体的SEM图

(Bar＝50μm)

A—乙酸乙酯结晶的穿心莲内酯颗粒　B—萃取结晶压力为9MPa结晶的颗粒

C—萃取结晶压力为15MPa结晶的颗粒　D—萃取结晶压力为18MPa结晶的颗粒

从图3－7可以看出，萃取结晶的穿心莲内酯在9MPa压力下晶体主要为块状结构；而萃取压力为15MPa时，晶体颗粒尺寸减少；再将萃取压力提高到18MPa时，晶体颗粒更加细小，且均匀性也有所提高。原因是压力越高，溶解度越大，单位时间成核数目也就越多[143]，则晶体颗粒度越小。

4. XRD 分析

原料采用 90%的高纯穿心莲内酯，在其他工艺参数不变的情况下，选择压力为 9MPa、12MPa、15MPa、18MPa 进行超临界 $CO_2$ 萃取结晶。实验结束后将结晶板由下至上分为 3 等份，选择上部取样，进行晶体 XRD 分析，结果如图 3－8、图 3－9、图 3－10 和图 3－11 所示。

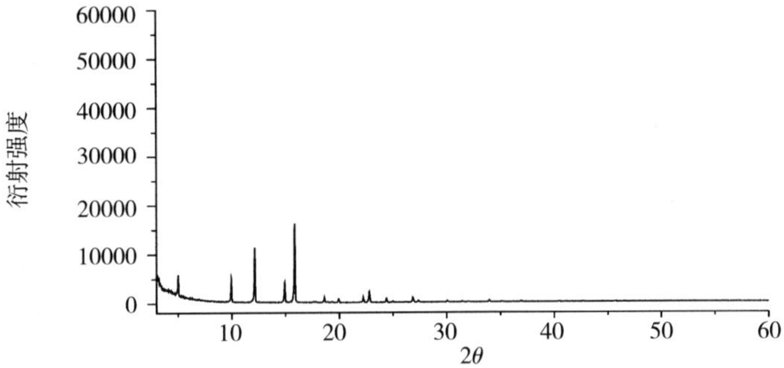


图 3－8　压力为 9MPa 穿心莲内酯的 XRD 谱图

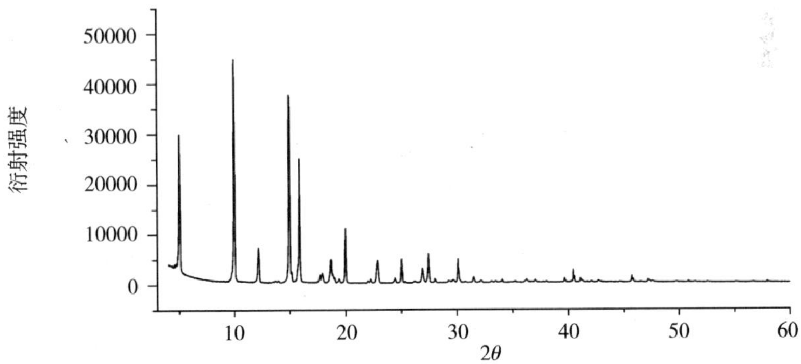


图 3－9　压力为 12MPa 穿心莲内酯的 XRD 谱图

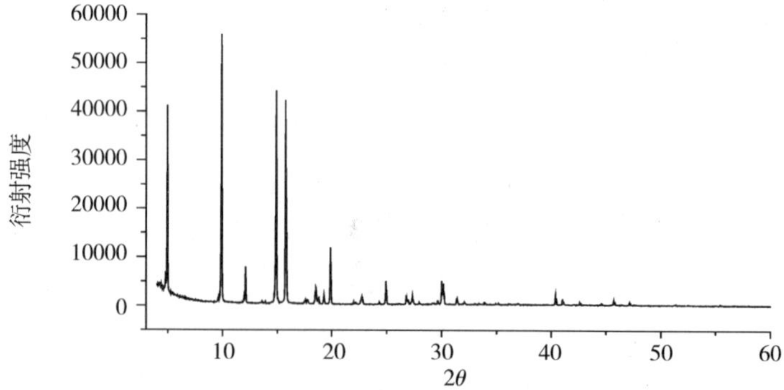


图 3-10　压力为 15MPa 穿心莲内酯的 XRD 谱图

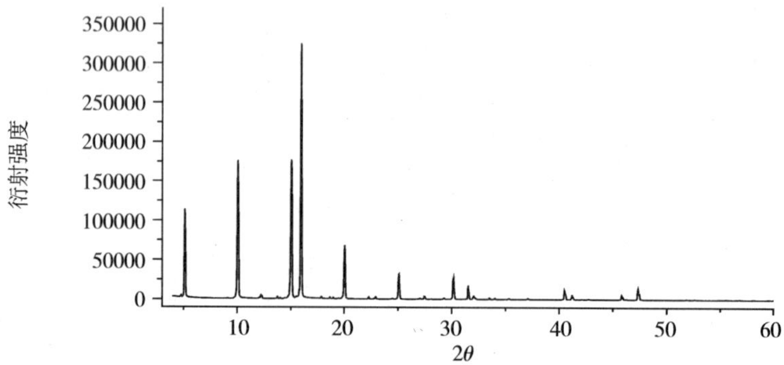


图 3-11　压力为 18MPa 穿心莲内酯的 XRD 谱图

初步分析以上 4 个 XRD 图，可以看出：在几个特定的 $2\theta$ 角（如 5°、9°和 15°附近）处，固定出现衍射峰。由于我们用来做 X 射线衍射的穿心莲内酯的纯度平均达到了 90%以上，其中的杂质含量较低。则这些固定出现的衍射峰就是穿心莲内酯的特征衍射峰，这些峰的衍射强度就反映了穿心莲内酯的结晶情况。从图中可以看出，随着压力的增加，所得晶体的衍射图上杂质峰越来越少，且穿心莲内酯衍射峰强度也有所增加，也就是说随着压力的增加，穿心莲内酯的纯度越来越高，所得晶体内的杂质越来越少，此结果与图 3-6 中的压力—纯度变化规律一致。

此外，当压力为 9MPa 时，没有特别明显的衍射峰，而且峰底比较杂乱，峰普遍呈弥散形，说明此条件下得到的穿心莲内酯的结晶效果不理想。而压力达到 12MPa 时，出现了比较明显的衍射峰，但仍存在不少衍射强度相差不大的峰，说明穿心莲内酯的晶型还不够单一，结晶情况也不是很好。当压力达到时，穿心莲内酯特征衍射峰处的强度增大明显，其他衍射峰强度相对增幅较小。说明压力为18MPa时，穿心莲内酯的结晶情况较好。

综上所述，穿心莲内酯的特征衍射峰强度随萃取结晶压力的升高而增强。这说明增加压力可提高穿心莲内酯的结晶度，且晶体趋向于几个特定晶面生长加强，从而改良晶型，使其晶体更单一。

5. 结构确证

因IR光谱能提供较详细的结构变化信息，为此，本文采用IR法确证穿心莲内酯在结晶过程中压力的变化是否能引起晶体分子结构的改变。图3-12显示了在操作压力分别为9MPa、12MPa、15MPa和18MPa时所得穿心莲内酯晶体的IR谱图以及标准对照品的IR谱图。

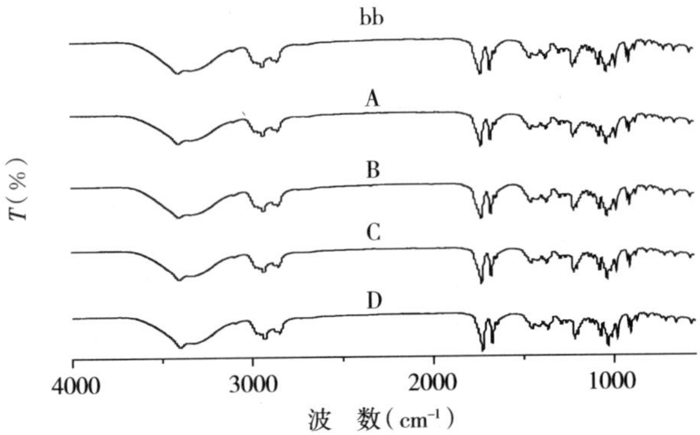


图3-12　不同压力下获得晶体的IR谱图

bb—标准品；A—9MPa；B—12MPa；C—15MPa；D—18MPa

解析穿心莲内酯标准品的IR谱图bb曲线知：特征谱带区（4000～1333$cm^{-1}$）依次有以下主要吸收峰：3420～3300$cm^{-1}$为宽而强的$\upsilon_{-OH}$；2830～2810$cm^{-1}$为几个$\upsilon_{C-H}$吸收峰；1730$cm^{-1}$为$\upsilon_{C=O}$强峰；1670$cm^{-1}$为$\upsilon_{C=C}$峰；1370$cm^{-1}$为$\delta_{-CH_3}$的吸收峰。图中，羟基峰3420$cm^{-1}$为一尖峰，与3300$cm^{-1}$较宽峰相叠合，系不同缔合程度的羟基。一般认为3420$cm^{-1}$是内酯环上的羟基吸收峰。穿心莲内酯分子中的叔醇基，也可以从$\upsilon_{C-OH}$ 1110$cm^{-1}$处证实；仲醇基可从$\upsilon_{C-OH}$ 1030$cm^{-1}$及其$\delta_{C-OH}$ 1420$cm^{-1}$与1290$cm^{-1}$吸收峰找出依据。

把不同萃取结晶压力条件下的曲线A、B、C、D与bb对照，显然，不同压

力条件下超临界 $CO_2$ 萃取结晶获得穿心莲内酯晶体的 IR 谱图与标准品的完全吻合,可见结晶压力的变化不会改变穿心莲内酯晶体的分子结构。

### 3.2.3 温度效应

在萃取结晶压力为 16MPa、时间 90min、$CO_2$ 流量 15L/min 条件下,选择温度范围 35℃～70℃,考察了其对超临界 $CO_2$ 萃取结晶穿心莲内酯的作用效果,对实验结果进行了 HPLC、SEM、XRD、IR 检测。

1. HPLC 分析

以 30%的穿心莲内酯浸膏为原料,在萃取结晶压力为 16MPa、时间 90min、$CO_2$ 流量 15L/min 条件下,考察了温度分别为 35℃、45℃、55℃、65℃的作用效果。

实验结束后,将结晶板由下至上平分为 3 段,因较高纯度的产品主要分布在结晶板上部,因此选择上段取样,而为了深入考察温度对纯度的影响规律,同时也对最下段进行取样考察,得到温度—纯度变化曲线,如图 3-13 所示。

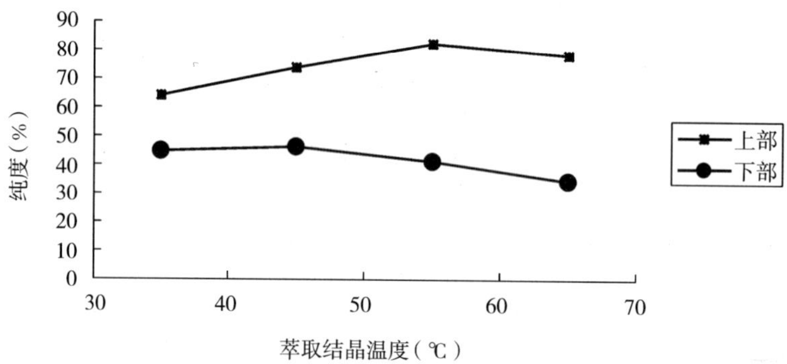


图 3-13 温度对晶体纯度的影响

2. 温度对时间的影响

选择温度为 35℃、45℃、55℃和 65℃,分别考察温度—时间的作用关系。当分离釜中无液体凝结析出即可结束实验,得图 3-14 所示的变化曲线。

由图 3-14 知:适当升高温度有利于穿心莲内酯结晶,也有利于缩短萃取结晶时间,提高工作时效,结果与 H. Takiyama 等[125]研究晶体生长速率加快的规律相吻合;而温度超过 55℃后,穿心莲内酯的纯度有所下降,原因是升高温度不利于吸附结晶,特别是过高的温度能削弱结晶板的表面吸附和分子间作用力，使萃取分离占优势，而结晶析出转为劣势。

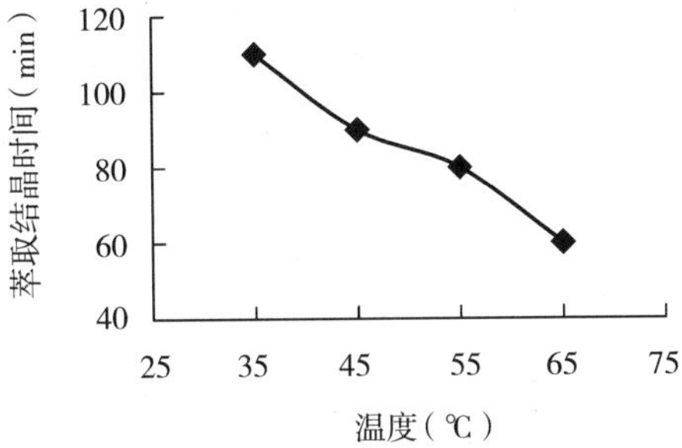


图 3－14　温度对萃取结晶时间的影响

3. SEM 观察

原料采用 90% 的高纯穿心莲内酯，在萃取结晶压力为 15MPa、时间 60min、$CO_2$ 流量 15L/min 条件下，选择温度分别为 50℃、60℃、70℃进行超临界 $CO_2$ 萃取结晶穿心莲内酯，实验结束后将结晶板由下至上 3 等分，取中部样品，采用 SEM 考察晶体形貌，同时也提供了常压下乙酸乙酯溶剂结晶得到的穿心莲内酯晶体，结果如图 3－15 所示。

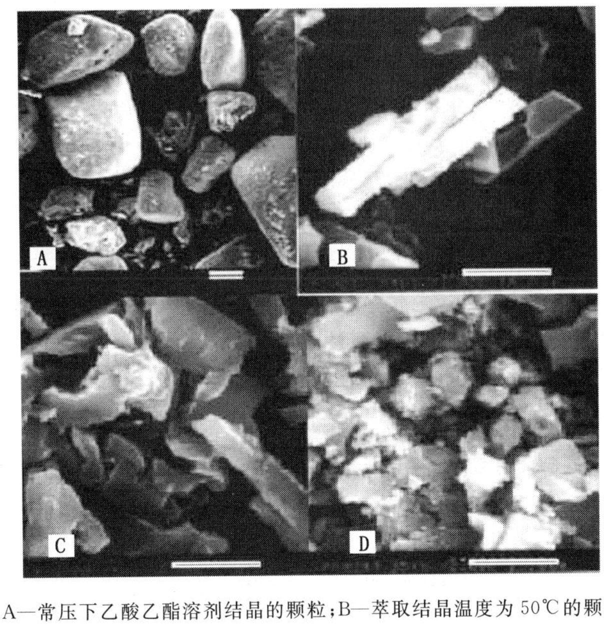


A—常压下乙酸乙酯溶剂结晶的颗粒；B—萃取结晶温度为 50℃的颗粒

C—萃取结晶温度为 60℃的颗粒；D—萃取结晶温度为 70℃的颗粒

(Bar＝30$\mu$m)

图 3－15　晶体的 SEM 图

由图 3-15 可以看出，常压下溶剂结晶的穿心莲内酯晶体外表面比较圆滑，方形结构，而选择超临界流体压力为 15MPa 条件下，萃取结晶温度为 50℃时穿心莲内酯晶体呈较规则的长方体结构；而萃取温度从 50℃→60℃→70℃后，晶体形貌变得越来越无规则，且晶体颗粒也变得更加细碎，主要原因是温度升高，分子的热运动增强，超临界流体在萃取结晶釜中的湍流扰动性增加，从而影响了穿心莲内酯的结晶行为；随着温度的升高，晶体颗粒变得越来越细小，说明适当提高温度有利于改善晶体的粒度。

4. XRD 分析

原料采用 90% 的高纯穿心莲内酯，在萃取结晶压力为 15MPa、时间 60min、$CO_2$ 流量 15L/min 条件下，选择温度为 50℃、60℃、70℃进行超临界 $CO_2$ 萃取结晶，实验结束后将结晶板由下至上 3 等分，取上部样品，用 XRD 法分析晶体，结果如图 3-16、图 3-17 和图 3-18 所示。

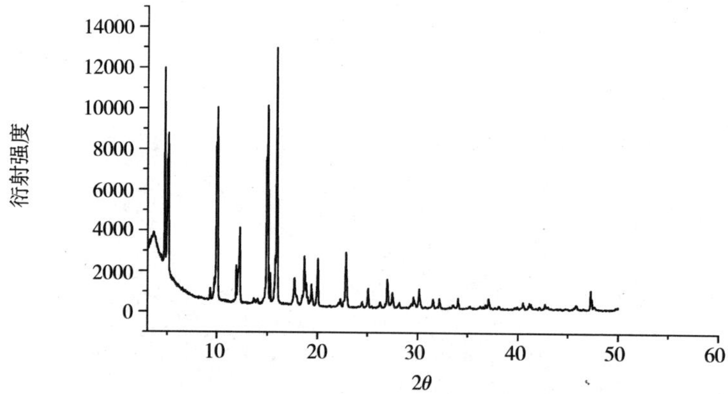


图 3-16　温度为 50℃穿心莲内酯的 XRD 谱图

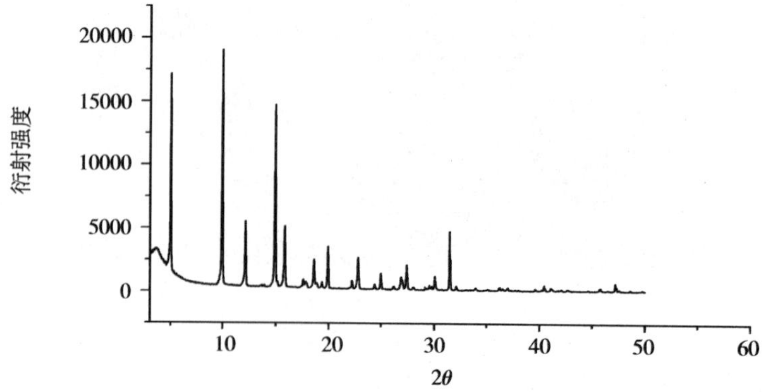


图 3-17　温度为 60℃穿心莲内酯的 XRD 谱图

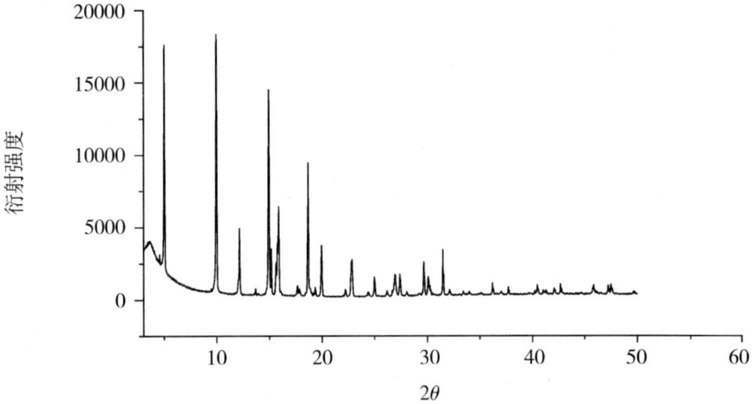


图 3－18　温度为 70℃穿心莲内酯的 XRD 谱图

初步分析以上 3 个 XRD 图，结果表明：在几个特定的 $2\theta$ 角（如 5°、9°和 15°附近）处出现较强的衍射峰，且随着温度的升高，衍射峰强度有所增加。说明升高温度，有利提高晶体定向生长的结晶度；而当温度超过 60℃时，特征衍射峰的相对强度有所降低，且峰底杂峰强度增加，峰普遍呈弥散形，说明过高的温度将不利于晶体的定向生长。

5．结构确证

因温度是影响物质分子结构的一个重要因素，为此作者采用了 IR 法来检验萃取结晶过程中温度对分子结构的影响。图 3－19 为萃取结晶温度分别为 40℃、50℃、60℃时所得的穿心莲内酯晶体的 IR 谱图变化曲线。

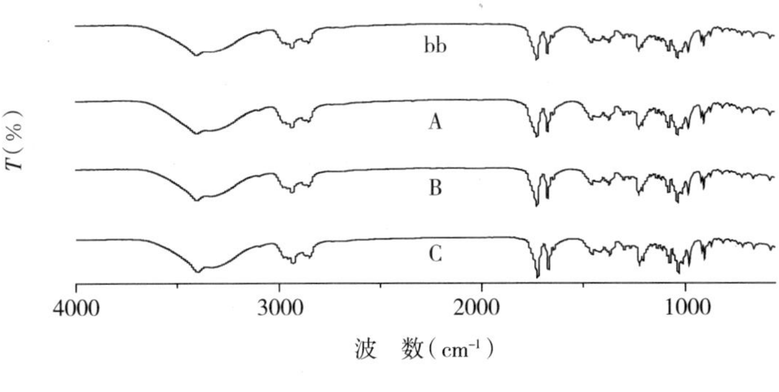


图 3－19　不同萃取结晶温度下获得晶体的 IR 谱图

bb—标准品；A—40℃；B—50℃；C—60℃

把不同萃取结晶温度条件下的曲线 A、B 和 C 与 bb 对照，显然，不同温度条件下超临界 $CO_2$ 萃取结晶获得穿心莲内酯晶体的 IR 谱图与标准品完全吻合。可见超临界 $CO_2$ 萃取结晶温度的变化不会改变穿心莲内酯晶体的分子结构。

### 3.2.4 时间效应

采用 30%穿心莲内酯浸膏为实验原料，在萃取结晶压力为 16MPa、温度 55℃、$CO_2$ 流量 15L/min 条件下，选择时间范围 45～120min 考察了其对超临界 $CO_2$ 萃取结晶穿心莲内酯的作用效果。对所得样品进行了 HPLC、SEM 检测。

1. HPLC 分析

在其他条件不变的情况下，选择萃取结晶时间分别为 45min、60min、75min、90min、105min 和 120min 进行实验。实验结束后将结晶板平分为两段，由上段取样，得时间一纯度变化曲线，结果如图 3-20 所示。

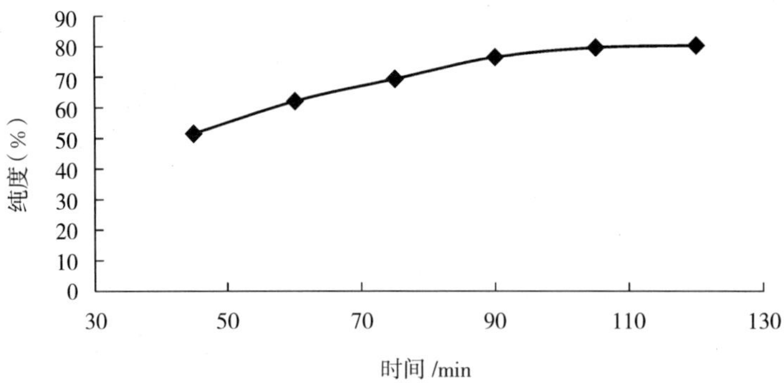


图 3-20　穿心莲内酯纯度随时间变化规律

由图 3-20 可知，在其他工艺参数不变的情况下，穿心莲内酯纯度在 75min 前后，纯度变化率由快变慢，考虑到晶体纯度与结晶量的不同步性，结晶量的积累还需要后延，所以本实验选择的萃取结晶时间为 90min。

2. SEM 观察

原料采用 90%的高纯穿心莲内酯，在其他工艺参数不变的情况下，选择萃取结晶时间分别为 60min、90min、120min 进行超临界 $CO_2$ 萃取结晶，实验结束后从结晶板上取样，采用SEM考察晶体形貌，结果如图3－21所示。

从图3－21中可以看出，萃取结晶的穿心莲内酯随着时间的延长，晶体颗粒变得越来越大，且越来越规则，说明适当延长萃取结晶时间将有利于增加晶体的生长过程。

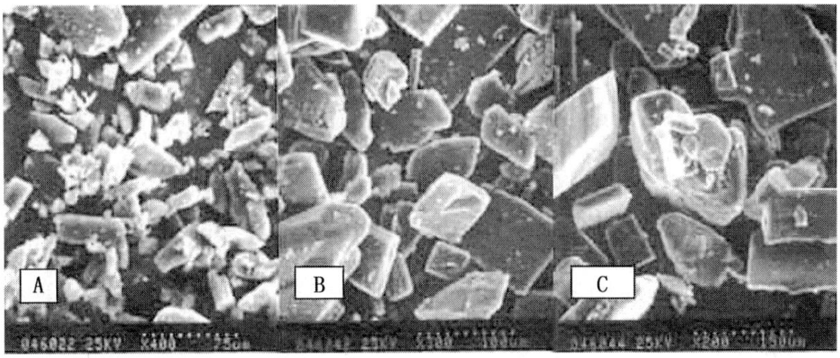

图3－21　晶体的SEM图

A—萃取结晶时间为60min的晶体颗粒；B—萃取结晶时间为90min的晶体颗粒

C—萃取结晶时间为120min的晶体颗粒

### 3.2.5　$CO_2$流量的影响

在其他条件不变的情况下，选择$CO_2$流量范围10～20L/min考察了其对超临界$CO_2$萃取结晶穿心莲内酯的作用效果。对所得样品进行了HPLC、SEM检测。

1. HPLC分析

采用30％穿心莲内酯浸膏为实验原料，在萃取结晶压力为16MPa、温度55℃、时间为90min条件下，选择$CO_2$流量分别为10L/min、15L/min和20L/min进行实验。实验结束后将结晶板平分为3段，由最上段取样，得$CO_2$流量－纯度变化曲线，结果如图3－22所示。

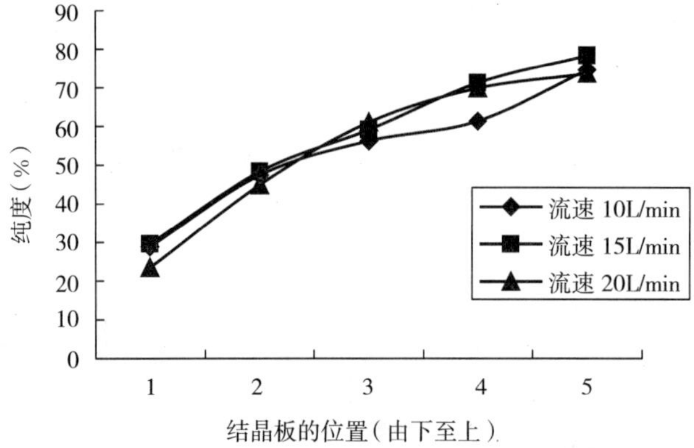


图 3-22　$CO_2$流速对晶体纯度的影响

2. 流量对时间的影响

实验中超临界$CO_2$的流量分别为10L/min、15L/min和20L/min,直到无溶液在分离釜凝结析出即可结束实验,得流量—时间变化曲线,如图3-23所示。

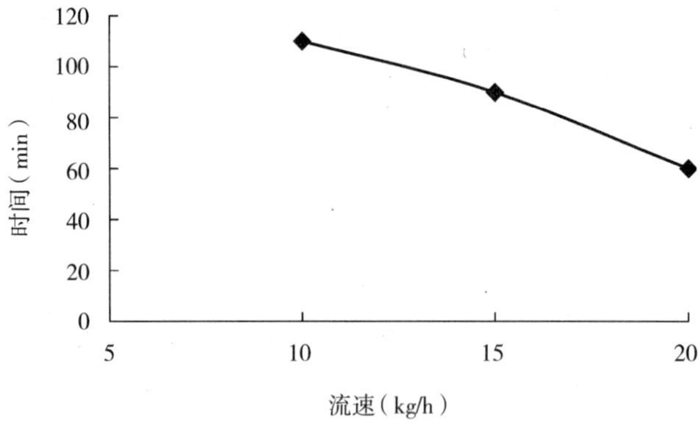


图 3-23　温度对时间的影响

上述流量—纯度变化曲线表明:适当提高超临界$CO_2$的流量有利于穿心莲内酯结晶,更有利于缩短萃取结晶时间,提高工作时效;但流量超过一定值后,穿心莲内酯纯度却与流量成负相关性。因随着流量的加大,流体的流速也将增加,超临界流体萃取携带溶质的冲量增大;当流速超过一定值后,流体湍流层增大,其对结晶板上吸附结晶溶质的吹扫、解吸副作用增强,削弱了穿心莲内酯的正常结晶。所以,对于设备结构确定的实验装备,特别是柱塞泵结构的增压器,其都有某一理想的流量,而采用本实验设备进行工艺研究一般选择流量为 15L/min。

## 3.3　本章小结

利用超临界 $CO_2$ 萃取结晶技术，可以使穿心莲内酯与结晶性杂质组分在结晶板上实现梯度结晶分离；在结晶板的上部可以得到较高纯度的穿心莲内酯；相比传统的提取分离，工艺简单，分离效率高。

通过单因素实验，可以得到如下结果：

(1)压力的影响：在其他工艺参数不变的情况下，随着压力的升高，结晶板中上部位置处穿心莲内酯的纯度越来越高；而压力达到一定值(纯度 90%穿心莲内酯为原料时压力为 15MPa)后，上部结晶量开始下降；SEM 观察到穿心莲内酯随着压力的提高晶体颗粒度更加细小，均匀一致；XRD 结果表明，随着压力的增加，所得晶体的结晶度越来越高，且晶体定向生长的趋势加强，晶型越来越单一；IR 结果表明，超临界流体压力变化不会改变穿心莲内酯分子结构。

(2)温度的影响：适当升高温度有利于穿心莲内酯结晶，也有利于缩短萃取结晶时间，提高工作时效，但温度超过 55℃后，穿心莲内酯晶体纯度有所下降；SEM 观察结果表明，温度从 50℃→60℃→70℃，晶体变得越来越细小、无规则；XRD 结果表明，适当增加温度有利提高晶体定向生长的结晶度，当温度达到 70℃时，晶体定向生长受到破坏；IR 结果表明，超临界流体温度的变化不会改变穿心莲内酯的分子结构。

(3)时间的影响：在其他工艺参数不变的情况下，萃取结晶时间超过 75min 后，穿心莲内酯的纯度增长率下降。考虑到晶体纯度与结晶量不同步性，结晶量的积累还需要后延，所以本实验选择的萃取结晶时间为 90min。SEM 结果表明，随着萃取结晶时间的延长，穿心莲内酯晶体的颗粒尺寸增加，且越来越规则，说明适当延长萃取结晶时间有利于晶体生长。

(4) $CO_2$ 流量的影响：适当提高超临界 $CO_2$ 的流量有利于穿心莲内酯结晶，更有利于缩短萃取结晶时间，提高工作时效；但流量超过一定值后，穿心莲内酯纯度却与流量成负相关性。

# 第4章　结晶器对超临界流体萃取结晶的影响

除了压力、温度、时间等工艺条件外，结晶器也是一个重要的影响外因。结晶器的影响可从结晶器的材质、高径比、结晶板间隙等入手分析。

## 4.1　实验方案设计

### 4.1.1　实验材料、设备及仪器

实验材料、设备及仪器见表4-1。

表4-1　实验材料、设备仪器

| 实验材料、设备及仪器 | 生产厂家 |
| --- | --- |
| 穿心莲浸膏（穿心莲内酯含量为30%） | 合肥拓峰生物工程有限责任公司 |
| 高纯穿心莲内酯（穿心莲内酯含量为90%） | 合肥拓峰生物工程有限责任公司 |
| 穿心莲内酯标准品 | 中国药品生物制品检定所 |
| 乙酸乙酯（分析纯） | 上海试剂一厂 |
| 甲醇（色谱纯） | 上海试剂一厂 |
| 水（重蒸水） | 合肥拓峰生物工程有限责任公司 |
| 二氧化碳（99.8%食品级） | 合肥六方特种气体厂 |
| 40MPa超临界二氧化碳萃取结晶设备 | 合肥工业大学生物机电工程研究所 |
| 1.6L萃取结晶釜（高径比4∶1～10∶1） | 自行研制 |
| 电子天平 | 上海分析仪器厂 |
| 溶剂过滤器 | 上海分析仪器公司 |
| HPLC检测仪（配有2487紫外双光束检测器） | 美国Waters公司 |
| HITACHIX-650扫描电子显微镜 | 日本HITACHI公司 |
| D/Max-γA型X-射线衍射仪 | 日本理学电机公司 |

为了使结晶器的高径比(或结晶板的长宽比)可以调整,本研究设计了一种可以调整高径比的萃取结晶釜,如图 4-1 所示;为了比较本研究所用超临界流体萃取结晶设备与一般超临界流体萃取设备之间的差异性,特提供了萃取结晶釜中结晶器的结构示意图,如图 4-2 所示。

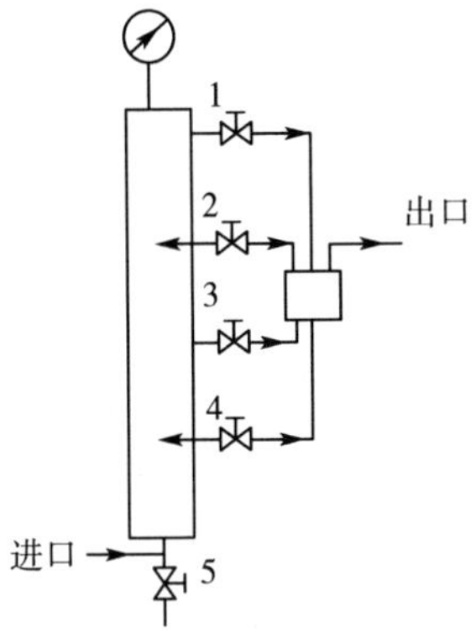


1、2、3、4、5 为截止阀

图 4-1　萃取结晶釜示意图

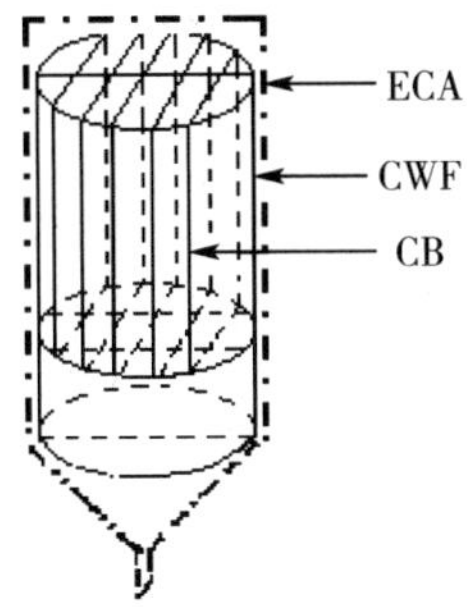


ECA—萃取结晶釜(高径比 4∶1～10∶1)

CWF—结晶器架　CB—结晶板

图 4-2　结晶器结构简图

### 4.1.2　实验方法

首先采用 90%的高纯穿心莲内酯为实验原料,研究结晶器对萃取结晶的影响,再采用穿心莲浸膏(穿心莲内酯纯度 30%)为原料进行实验。穿心莲内酯超临界 $CO_2$ 萃取结晶的工艺条件:在压力为 16MPa、温度 55℃、时间 90min、$CO_2$ 流量 15L/min 条件下,主要就结晶器的材质、高径比以及结晶板的板间隙进行研究,重点考察对结晶率和纯度的影响效果。

结晶率按下式计算:

$$结晶率(\%)=\frac{结晶量(g)\times 纯度(\%)}{投料量(g)\times 纯度(\%)}\times 100\%$$

色谱检测条件:Waters Symmetryshield 5μm C18 反相分析柱(Φ3.9×150 mm),流动相甲醇-水=80%-20%(V/V),流速 1.00mL/min,检测波长 224 nm。

## 4.2　实验结果与分析

### 4.2.1　结晶板材质的作用效果

1. 结晶率的测试

在固定结晶器高径比为 8∶1、结晶板间隙为 0.4cm 条件下，选择结晶板材质为不锈钢、普通玻璃、毛玻璃，对于高纯穿心莲内酯(纯度 90%)原料，选择压力为 10MPa、15MPa、20MPa，结晶温度为 55℃，萃取时间 60min，$CO_2$ 流量 15L/min；而对于 30%的穿心莲浸膏原料，选择压力为 20MPa、结晶温度为 55℃、萃取时间 90min、$CO_2$ 流量 15L/min 的条件下，进行结晶板材质对超临界 $CO_2$ 萃取结晶穿心莲内酯结晶率的影响研究。结果如图 4-4、图 4-5所示。

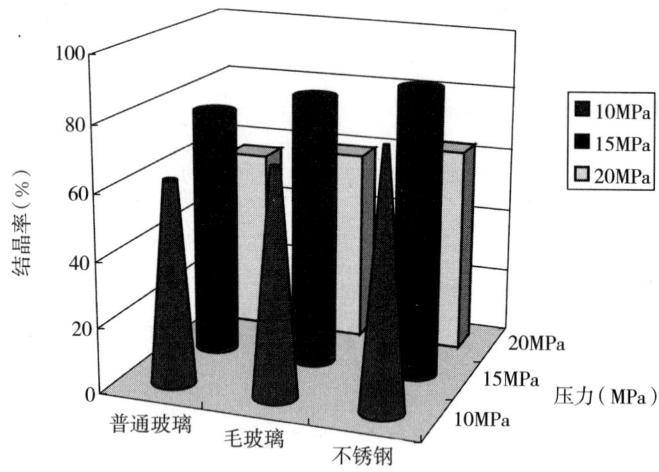


图 4-3　不同压力下结晶板材质对结晶率影响线图

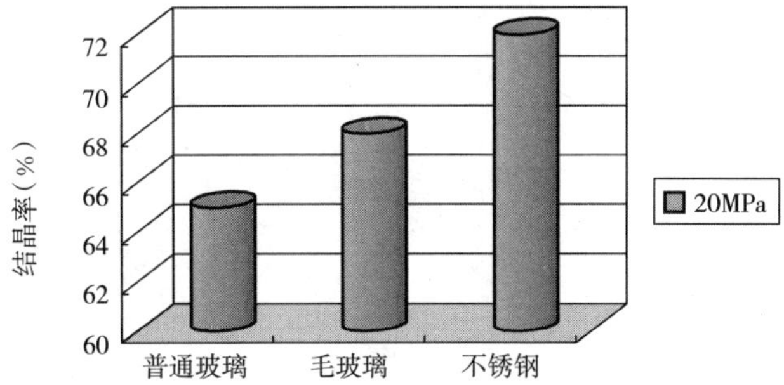


图 4-4　恒定压力下结晶板材质对结晶率影响线图

2. 纯度的考察

在固定结晶器高径比为 8∶1、结晶板间隙为 0.4cm 条件下，选择结晶板材料为不锈钢、普通玻璃、毛玻璃，对于穿心莲浸膏原料(穿心莲内酯纯度 30%)，选择压力分别为 15MPa 和 20MPa、温度 55℃、时间 90min、$CO_2$ 流量 15L/min的条件下，进行结晶板材质对超临界 $CO_2$ 萃取结晶穿心莲内酯的纯度影响研究。

为了更详细研究穿心莲内酯的结晶情况，将结晶板从下至上分为两部分，分别对上下两部分进行取样检测、分析。结果如图 4-5、图 4-6 所示。

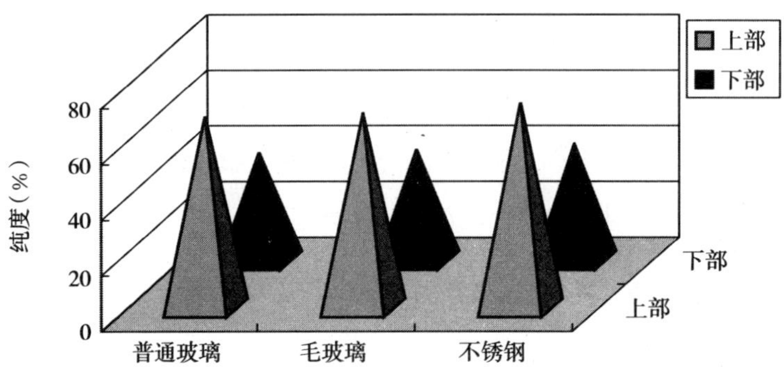


图 4-5　15MPa 下不同结晶板材料对纯度影响图

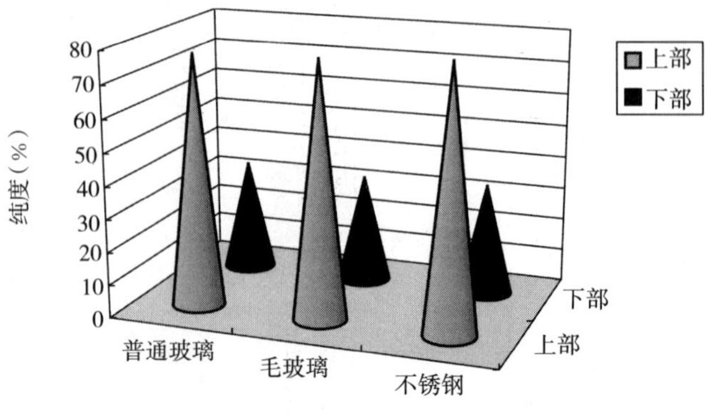


图 4-6　20MPa 下不同结晶板材料对纯度影响图

3. 实验结果与分析

由图 4-3、图 4-4 可知，无论原料的纯度高或低，不锈钢板材的结晶率最高，说明结晶板材质对结晶量，即结晶率存在一定的影响。结晶板是穿心莲内酯结晶的场所，其材质对结晶影响很大。因不锈钢材质相比玻璃的表面张力 $\sigma$ 大，其本身静电吸引力也较大，所以更易于晶体的生长；而毛玻璃相比普通玻璃的结晶效果好也表明，结晶板表面越粗糙，结晶成核的表面积越大，越利于晶核形成。

由图 4-5、图 4-6 可知，当压力为 15MPa 时，不锈钢板无论上部还是下部，产品的纯度最高，其次是毛玻璃，最差的是普通玻璃；当压力为 20MPa 时，虽然不锈钢板上穿心莲内酯的纯度仍然最高，但是三种材质之间的差距相对图 4-3 却不是非常明显。主要是因为超临界 $CO_2$ 萃取结晶压力较高时，增加压力，流体的溶解性增强，解吸结晶体的能力提高，而相比结晶板材质或表面形态的影响要大得多，因而结晶板材质影响结晶的相对差异系数降低。

相比较而言，三种材料中不锈钢板为较优材质。

### 4.2.2　结晶器高径比的作用效果

1. 结晶率测试

采用不锈钢结晶板、板间隙为 0.4cm，结晶器的高径比分别为 4∶1、6∶1、8∶1、10∶1，对于高纯穿心莲内酯（纯度 90%）原料，选择结晶温度为 55℃、时间 60min、$CO_2$ 流量 15L/min 的条件下，考察压力为 10 和 15MPa 时结晶器高径比对结晶率的作用效果；对于穿心莲浸膏原料，选择结晶温度为55℃、时间 90min、$CO_2$ 流量 15L/min 的条件下，考察压力为 20MPa 时结晶器高径比对超临界 $CO_2$ 萃取结晶穿心莲内酯的结晶率影响研究。结果如图 4－7、图 4－8 所示。

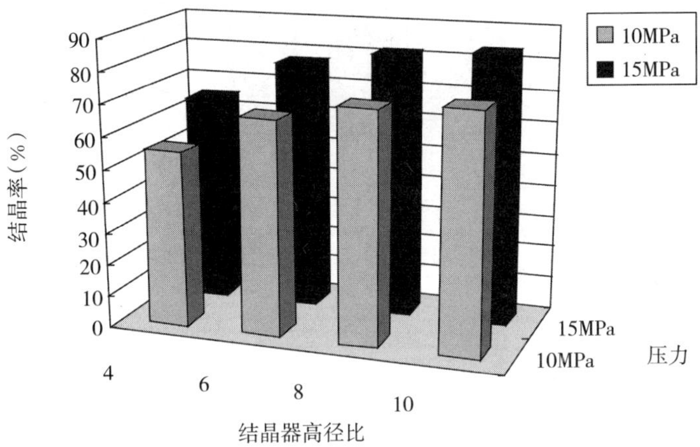


图 4－7　结晶器高径比对结晶率影响图(一)

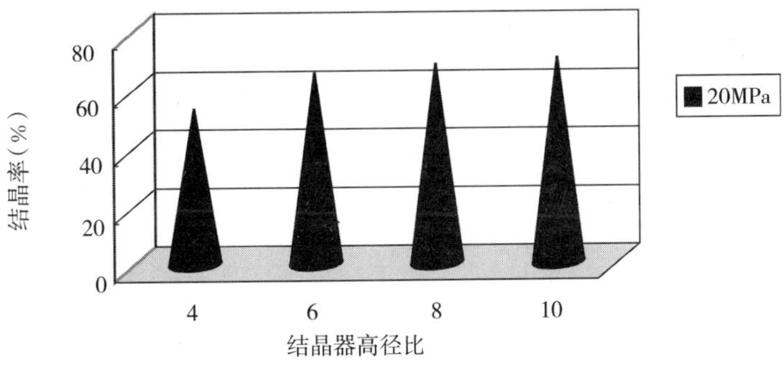


图 4－8　结晶器高径比对结晶率影响图(二)

2. 纯度的考察

采用不锈钢结晶板、结晶板间隙为 0.4cm，选择结晶器的高径比分别为 4∶1、6∶1、8∶1 和 10∶1，对于穿心莲浸膏原料(穿心莲内酯纯度 30％)，选择压力分别为 15 和 20MPa，结晶温度为 55℃、时间 90min、$CO_2$ 流量 15L/min条件下，考察结晶器高径比对纯度的作用效果。

为了更详细研究结晶情况，将结晶板从下至上平分为两段，分别对上下两部分进行取样检测。结果如图 4－9、图 4－10 所示。

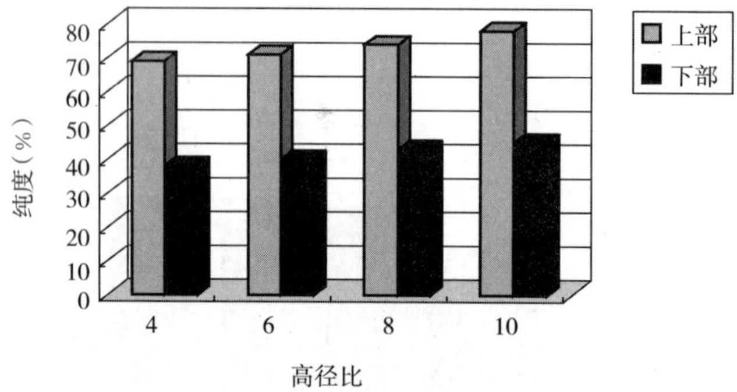


图 4－9　15MPa 下结晶器高径比对纯度影响线图

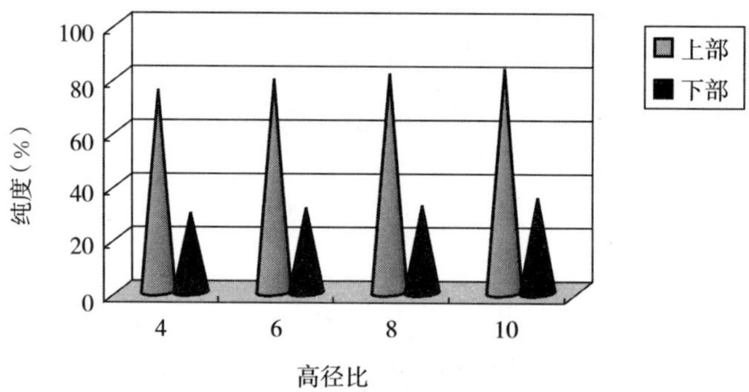


图 4－10　20MPa 下结晶器高径比对纯度影响线图

3. 实验结果与分析

由图 4－7、图 4－8 可知，无论原料的纯度高或低，结晶器高径比越大，穿心莲内酯的结晶率就越高。这是因为，高径比越大，结晶场的晶体生长面积就越大，有利于增加晶体的结晶率，且高径比越大，生长晶体在结晶器中滞留的时间越长，促使晶体结晶，提高结晶率。而由图 4－8 也可以发现，随着结晶器高径比的增大，结晶率增长率逐渐降低。而考虑到设备的经济性和实用性，一般工业装备的高径比在生产场地许可的条件下，一般选择为 8∶1 左右。

由图 4－9、图 4－10 可知，结晶器高径比越大，不同压力下穿心莲内酯在结晶板上部的纯度相对提高，但变化率不是太大，所以单纯增加结晶器的高径比来改善超临界 $CO_2$ 萃取结晶穿心莲内酯的纯度效果不是很理想，所以在兼顾纯度与结晶率的综合效果以及生产能力的提高的前提下，一般选择高径比为 6∶1～8∶1。

### 4.2.3　结晶板间隙的作用效果

1. 结晶率测试

采用不锈钢结晶板、结晶器高径比为 8∶1，选择结晶板的间隙分别为 0.1cm、0.2cm、0.4cm、0.8cm 和 1.2cm，对于高纯穿心莲内酯（纯度 90%）原料，考察压力为 15 和 20MPa、结晶温度为 55℃、时间 60min、$CO_2$ 流量 15L/min条件下结晶板间隙对结晶率的作用效果；而采用 50%穿心莲浸膏（前期实验产品）为原料，选择压力为 20MPa、结晶温度为 55℃、萃取时间 90min、$CO_2$ 流量 15L/min 条件下考察结晶板间隙对结晶率的作用效果。结果如图 4－11、图 4－12 所示。

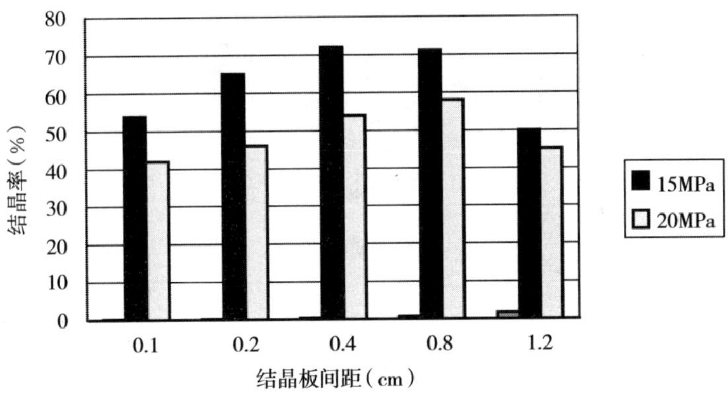


图 4－11　结晶板间隙对结晶率影响图(一)

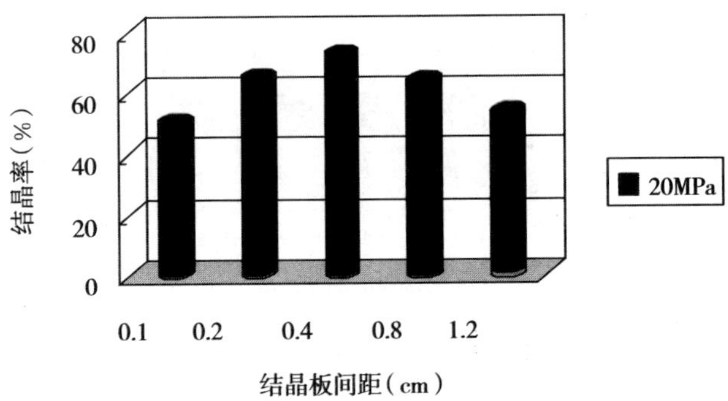


图 4－12　结晶板间隙对结晶率影响图(二)

2. 纯度的考察

采用不锈钢结晶板、结晶器高径比为8∶1，选择结晶板的间隙分别为0.1cm、0.2cm、0.4cm、0.8cm和1.2cm，以穿心莲浸膏（穿心莲内酯纯度30%）为原料，在萃取结晶压力分别为15和20MPa、温度55℃、时间90min、$CO_2$流量15L/min条件下，进行结晶板间隙对超临界$CO_2$萃取结晶穿心莲内酯的纯度影响研究。

为了更详细研究结晶情况，将结晶板从下至上平分为两段，分别对上下两部分进行取样检测，结果如图4-13、图4-14所示。

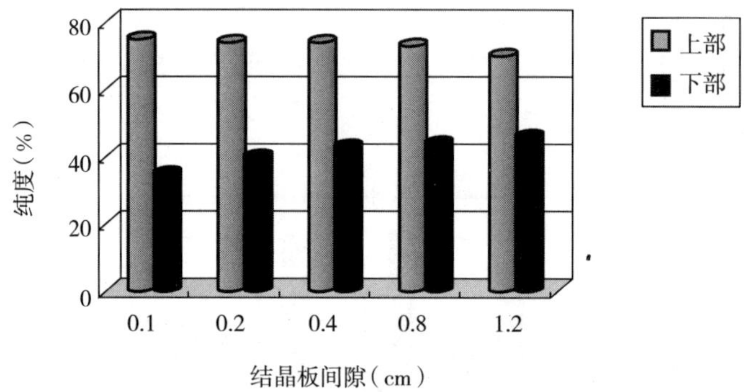


图4-13　15MPa下结晶板间隙对纯度影响图

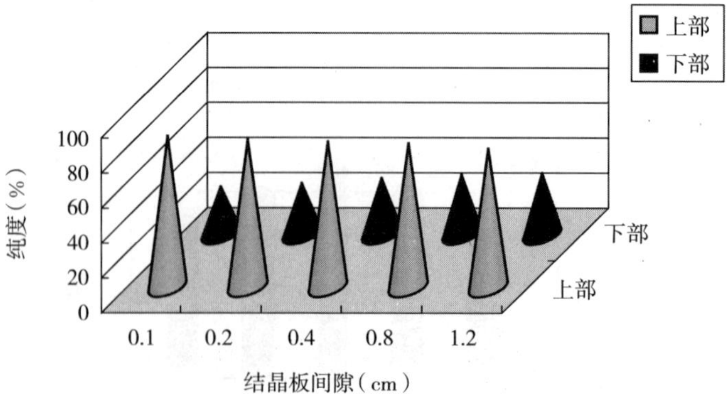


图4-14　20MPa下结晶板间隙对纯度影响图

3. 实验结果与分析

由图 4－11、图 4－12 可知，结晶板间隙越小，穿心莲内酯的结晶率越高，而小到一定值后结晶率呈下降趋势。这是因为减小结晶板的间隙，将增大结晶场的表面积，有利于提高结晶率；而结晶板间距太小，将会增加流体主体流动对结晶产物的“吹扫”副作用，使结晶产物再从结晶板上脱落，或被超临界 $CO_2$ 萃取携带到分离釜，或实验结束后降落到萃取结晶釜底；对于高纯穿心莲内酯原料，压力过高，结晶率反而降低，其与图 4－3 中显示的结果相吻合，解释原因类同。所以，一般设备把结晶板间隙控制在 0.4～0.8cm 之间。

由图 4－13、图 4－14 可知，结晶板间隙对超临界 $CO_2$ 萃取结晶穿心莲内酯的纯度影响不太明显，说明通过增加结晶板的间隙来改善超临界 $CO_2$ 萃取结晶穿心莲内酯的纯度不是一个科学途径，而兼顾纯度与结晶率的综合效果，还是以提高超临界 $CO_2$ 萃取结晶穿心莲内酯的结晶率为主要矛盾，进行结晶板间隙的优选。

### 4.2.4 SEM 观察

在采用不锈钢结晶板、结晶器高径比为 8∶1、结晶板间隙为 0.4cm 时，以高纯穿心莲内酯（纯度 95％）为原料，选择萃取结晶压力为 12MPa、温度 55℃、时间 60min、$CO_2$ 流量 15L/min、乙酸乙酯为夹带剂的条件下进行穿心莲内酯超临界 $CO_2$ 萃取结晶。实验结束后，将结晶板由下至上平分为 3 等份，从 3 等份的区域上分别取样进行 SEM 观察，结果如图 4－15 所示。

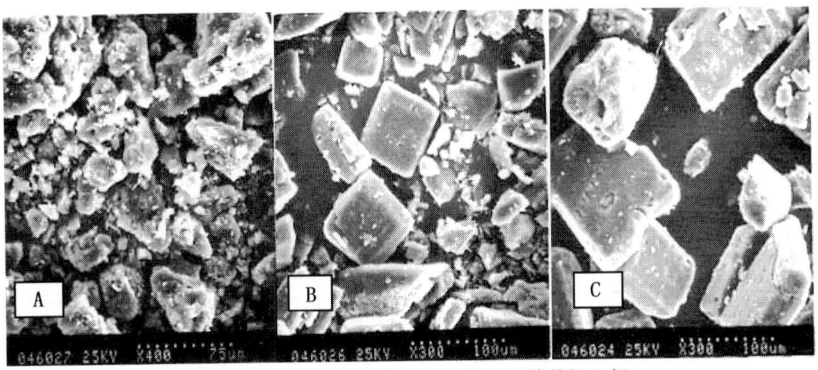


A—结晶板下部；B—结晶板中部；C—结晶板上部

图 4－15 晶体的 SEM 图

由图 4－15 可发现，在结晶板位置方向上超临界 $CO_2$ 萃取结晶穿心莲内酯晶体的形貌存在一定的变化规律：从下至上晶体变得越来越规则，且晶体粒径也有所增加。原因可解释为下部晶体在生长过程中因受到超临界 $CO_2$ 的“冲击”干扰较强烈，导致晶体形貌规则性较差，而上部晶体由于受到的干扰较小，晶体的形貌较规则，且晶体颗粒度始终处于成长过程，因而上部的颗粒度也较大。

### 4.2.5 XRD 分析

采用不锈钢结晶板、结晶器高径比为 8∶1、结晶板间隙为 0.4cm 时，以高纯穿心莲内酯（纯度 90%）为原料，选择萃取结晶压力为 15MPa、温度 55℃、时间 60min、$CO_2$ 流量 15L/min、乙酸乙酯为夹带剂的条件下进行穿心莲内酯超临界 $CO_2$ 萃取结晶。实验结束后，将结晶板由下至上平均 3 等分，从 3 等份的区域上分别取样进行 XRD 分析，结果如图 4－16、图 4－17 和图 4－18 所示。

由图 4－16、图 4－17、图 4－18 可知，超临界 $CO_2$ 萃取结晶能进一步分离纯化高纯穿心莲内酯原料，且中上部的纯度较高，而下部相对较低。图 4－18中穿心莲内酯的 XRD 谱图相对图 4－16、图 4－17 中的三强峰的相对强度下降，而杂质峰却增加，说明穿心莲内酯晶体在结晶板上定向结晶的纯度，由下至上逐渐提高。

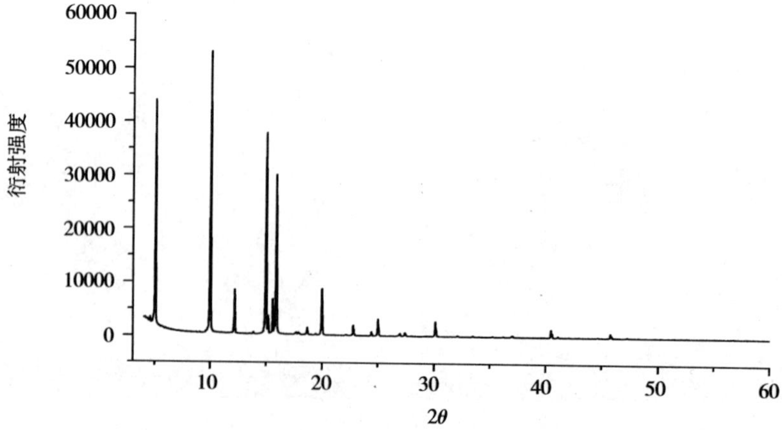


图 4－16　结晶板上部穿心莲内酯的 XRD 图

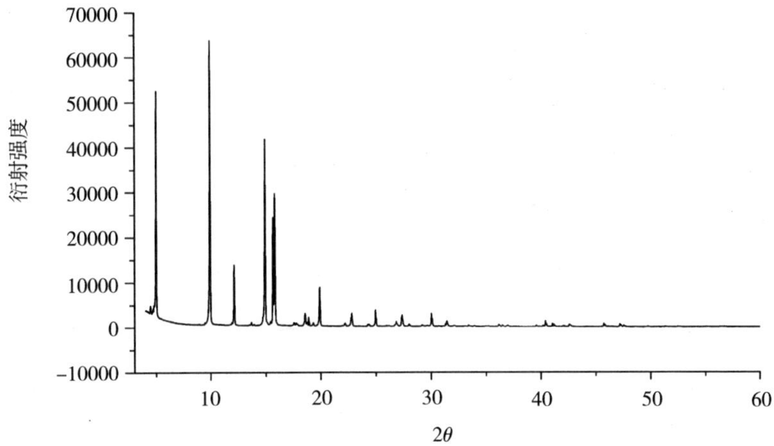


图 4 - 17　结晶板中部穿心莲内酯的 XRD 图

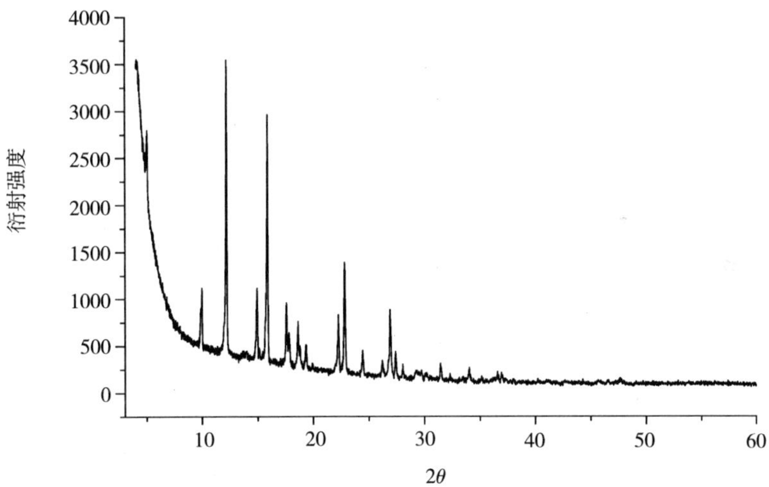


图 4 - 18　结晶板下部穿心莲内酯的 XRD 图

### 4.2.6　讨　论

一般说来，当超临界流体以湍流形式流过固体壁面时，在壁面附近形成湍流边界层，在湍流边界层中，与壁面垂直的方向上，分为层流内层、缓冲层和湍流主体三部分。当湍流流体中溶质与固体壁面进行传质时，在各内层的传质机理是不同的[144]：在层流内层，由于仅依靠分子扩散进行传质，故其中的浓度梯度很大，利于结晶；而在湍流中心，因旋涡形成强烈混合，其浓度梯度必然很小，不利于结晶。

超临界溶液经过结晶器结晶板表面形成层流内层的厚度(δ)对结晶存在很大的影响，分布形式如图 4－19 所示。

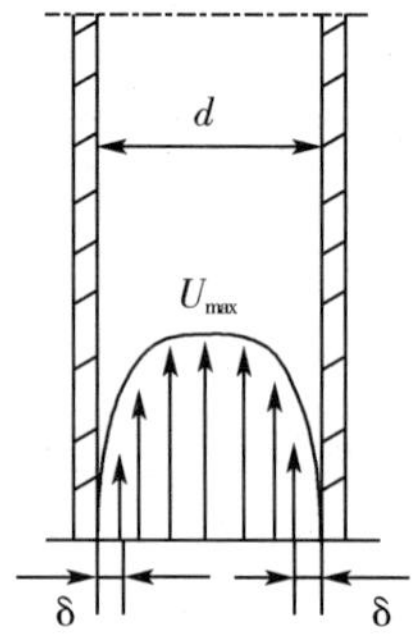


图 4－19　超临界流体在两结晶板间速度分布图

因厚度 δ 可以按照下式估算，即

$$\delta=\frac{m\cdot d}{\mathrm{Re}^{7/8}}=\frac{m\cdot d}{\left(\frac{d\cdot u\cdot\rho}{\mu}\right)^{7/8}}=\frac{m\cdot(d)^{1/8}\cdot(\mu)^{7/8}}{(u\cdot\rho)^{7/8}} \tag{4-1}$$

式中：$m$——系数；

$d$——结晶板间距；

$\mu$——流体黏度；

$u$——流体流速；

$\rho$——流体密度。

根据式(4－1)知，改变板间距($d$)和流体流速($u$)都会改变层流内层厚度，从而影响结晶生长。所以，板间距越大，越有利于增加层流内层厚度，增强流体传质对流层，但是结晶板数目的减少将削弱吸附效果，所以板间距的选择应综合考虑。而流体流速越低，即流量越小，越有利于增加层流内层厚度，但流速太低，萃取结晶效率也将下降，从而也证实了流速的选择也应折中考虑。

## 4.3　本章小结

(1)在本实验条件下,选择不锈钢材质的结晶板相比玻璃板,萃取结晶穿心莲内酯的结晶率和纯度都较优。

(2)随着结晶器高径比的增大,超临界 $CO_2$ 萃取穿心莲内酯的结晶率增加,而纯度的变化不显著,特别是萃取结晶压力达到 20MPa 后,考虑到结晶率、纯度及生产能力的提高,结晶器高径比一般选择为 6∶1～8∶1。

(3)随着结晶板间隙的变小,超临界 $CO_2$ 萃取穿心莲内酯的结晶率先升后降,而穿心莲内酯的纯度变化不是非常明显。因此,结晶板间隙的选择仍然以提高穿心莲内酯的结晶率为主要矛盾。一般选择结晶板的间隙为 0.4～0.6cm。

(4)结晶板由下至上,穿心莲内酯晶体颗粒越来越规则,且晶体粒径也有所增加。

(5)XRD 结果表明,穿心莲内酯晶体在结晶板上定向结晶的纯度,由下至上逐渐升高。

# 第5章 穿心莲内酯超临界 $CO_2$ 萃取结晶工艺优化

鉴于工艺条件内存在一定的协同或拮抗关系，特别是压力、温度之间。为了寻求超临界 $CO_2$ 萃取结晶较佳工艺条件，作者以穿心莲浸膏为实验原料，采用响应曲面分析法（RSM，Response Surface Methodology）[145,146]，对影响超临界 $CO_2$ 萃取结晶穿心莲内酯的三个主要工艺参数——压力、温度和时间进行了优化设计实验，拟找出它们对穿心莲内酯的结晶率和纯度的协同作用规律，并建立相关的工艺模型，同时也将进行实验结果验证。

## 5.1 实验方案设计

### 5.1.1 实验材料、设备及仪器

实验材料、设备及仪器见表 5－1。

表 5－1 实验材料、设备及仪器

| 材料、设备及仪器 | 生产厂家 |
|---|---|
| 穿心莲浸膏（穿心莲内酯含量为 30％） | 合肥拓峰生物工程有限责任公司 |
| 高纯穿心莲内酯（穿心莲内酯含量为 95％） | 合肥拓峰生物工程有限责任公司 |
| 穿心莲内酯标准品 | 中国药品生物制品检定所 |
| 二氧化碳（99.8％食品级） | 合肥六方特种气体厂 |
| 乙酸乙酯（分析纯） | 上海试剂一厂 |
| 甲醇（色谱纯） | 上海试剂一厂 |

（续表）

| 材料、设备及仪器 | 生产厂家 |
|---|---|
| 重蒸水 | 合肥拓峰生物工程有限责任公司 |
| 电子天平 | 上海分析仪器厂 |
| R－201 旋转蒸发器 | 上海申生科技有限公司 |
| W201B 恒温水浴锅 | 上海申生科技有限公司 |
| SHZ－D(III)循环水式真空泵 | 巩义市英峪予华仪器厂 |
| 40MPa 超临界二氧化碳萃取结晶设备 | 合肥工业大学生物机电工程研究所 |
| 1.6L 萃取结晶釜(高径比 4∶1～10∶1) | 合肥工业大学生物机电工程研究所 |
| HPLC 检测仪 | 美国 Waters 公司 |
| 溶剂抽真空过滤器 | 上海分析仪器公司 |

### 5.1.2　响应曲面(RSM)实验设计

采用 Box－Behnken 方法，以压力、温度、时间 3 个因子为自变量，分别以 $x_1$、$x_2$、$x_3$ 表示，并根据现有实验条件和本文第三章的实验结果，其取值范围确定为 8～24MPa、40℃～70℃和 45～105min。按方程 $X_i=(x_i-x_0)/\Delta x$ 对自变量进行编码（$X_i$ 为自变量的编码值，$x_i$ 为自变量的真实值，$x_0$ 为实验中心点处自变量的真实值，$\Delta x$ 为自变量的变化步长），并以自变量的编码值＋1、0、－1 分别代表自变量的高、中、低水平。超临界 $CO_2$ 萃取结晶穿心莲内酯的结晶率 $Y_A$ 和纯度 $Y_B$ 为响应值，实验自变量因素编码及水平见表 5－2。

**表 5－2　实验自变量因素编码及水平**

| 自变量因素 | 编码及水平 | | |
|---|---|---|---|
| | －1 | 0 | ＋1 |
| 压力 $x_1$(MPa) | 8 | 16 | 24 |
| 温度 $x_2$(℃) | 40 | 55 | 70 |
| 时间 $x_3$(min) | 45 | 75 | 105 |

＊＊$X_1=(x_1-16)/8$；$X_2=(x_2-50)/15$；$X_3=(x_3-75)/30$

假设由最小二乘法拟合的二次多元回归方程(模型)为

$$Y=B_0+\sum_{i=1}^{n}B_iX_i+\sum_{i=1,j=1}^{n}B_{ij}X_iX_j \quad (\text{i})$$

上式中，$n=3$，则方程(ⅰ)可转换为

$$Y=B_0+B_1X_1+B_2X_2+B_3X_3+B_{12}X_1X_2+B_{13}X_1X_3+B_{23}X_2X_3+B_{11}X_{12}+B_{22}X_{22}+B_{33}X_{32} \quad (ⅱ)$$

其中$B_0$为常数项，$B_1$、$B_2$、$B_3$分别为线性系数，$B_{12}$、$B_{13}$、$B_{23}$为交互项系数，$B_{11}$、$B_{22}$、$B_{33}$为二次项系数。为了求得此方程的各项系数，至少须17组实验来求解，实验设计及结果见表5-3。利用统计软件Design－Expert 6.0.10来进行实验设计与数据分析。

### 5.1.3 色谱测定条件

HPLC系统，包括515型输液泵、2487紫外双光束检测器、Rheodyne7725i型手动进样器和Millennium32化学工作站；色谱条件：Waters Symmetryshield 5μm C18反相分析柱(3.9×150 mm)，甲醇－水＝80%～20%(V/V)为流动相，流速1.00mL/min，检测波长224 nm。

## 5.2 结果与分析

### 5.2.1 工艺参数优化

实验结果见表5-3。

表5-3 实验设计与结果

| 实验序号 | 自变量编码值 | | | 响应值$Y$ | | | |
|---|---|---|---|---|---|---|---|
| | | | | $Y_A$ | | $Y_B$ | |
| | $X_1$ | $X_2$ | $X_3$ | 实验值 | 回归方程预测值 | 实验值 | 回归方程预测值 |
| 1 | 0 | −1 | +1 | 67.32 | 67.98 | 73.25 | 71.32 |
| 2 | −1 | +1 | 0 | 41.45 | 43.14 | 52.76 | 52.78 |
| 3 | 0 | 0 | 0 | 66.13 | 64.85 | 74.82 | 72.91 |
| 4 | +1 | 0 | −1 | 31.27 | 32.11 | 66.54 | 64.73 |

（续表）

| 实验序号 | 自变量编码值 | | | 响应值 $Y$ | | | |
|---|---|---|---|---|---|---|---|
| | | | | $Y_A$ | | $Y_B$ | |
| | $X_1$ | $X_2$ | $X_3$ | 实验值 | 回归方程预测值 | 实验值 | 回归方程预测值 |
| 5 | −1 | 0 | +1 | 40.91 | 40.07 | 53.83 | 55.64 |
| 6 | +1 | +1 | 0 | 67.64 | 67.46 | 75.15 | 75.03 |
| 7 | −1 | 0 | −1 | 15.35 | 14.32 | 45.06 | 43.11 |
| 8 | 0 | 0 | 0 | 64.73 | 64.85 | 71.47 | 72.91 |
| 9 | 0 | 0 | 0 | 63.95 | 64.85 | 72.37 | 72.91 |
| 10 | 0 | +1 | −1 | 39.16 | 38.50 | 56.97 | 58.90 |
| 11 | 0 | 0 | 0 | 65.14 | 64.85 | 73.17 | 72.91 |
| 12 | 0 | 0 | 0 | 64.28 | 64.85 | 72.73 | 72.91 |
| 13 | +1 | 0 | +1 | 71.26 | 72.29 | 77.83 | 79.78 |
| 14 | 0 | −1 | −1 | 34.97 | 35.82 | 54.82 | 56.65 |
| 15 | +1 | −1 | 0 | 66.34 | 64.65 | 74.31 | 74.29 |
| 16 | −1 | −1 | 0 | 38.77 | 38.95 | 50.67 | 50.79 |
| 17 | 0 | +1 | +1 | 73.13 | 72.28 | 73.63 | 71.80 |

利用 Design Expert 软件对表 5－3 实验数据进行回归分析，得二次多元回归方程（模型）为

$$Y_A = 64.85 + 12.50X_1 + 1.75X_2 + 16.48X_3 - 12.62X_{12} + 1.33X_{22} - 12.53X_{32} - 0.35X_1X_2 + 3.61X_1X_3 + 0.41X_2X_3 \quad (1)$$

$$Y_B = 72.91 + 11.44X_1 + 0.68X_2 + 6.89X_3 - 6.77X_{12} - 2.92X_{22} - 5.33X_{32} - 0.31X_1X_2 + 0.63X_1X_3 - 0.44X_2X_3 \quad (2)$$

对该模型进行方差分析，结果见表 5－4(a)和表 5－4(b)，模型系数显著性检验见表 5－5(a)和表 5－5(b)。

表 5-4(a) 结晶率回归模型方差分析表(一)

| 方差来源 | 平方和 | 自由度 | 均方 | $F$ 比值 | $P$ 值(显著水平)(Prob. >$F$) |
|---|---|---|---|---|---|
| 模型 Model | 4907.56 | 9 | 545.28 | 263.45 | <0.0001 |
| 残差 Residual | 14.49 | 7 | 2.07 | | |
| 失拟 Lack of Fit | 11.62 | 3 | 3.87 | 5.39 | 0.0686 |
| 误差 Pure Error | 2.87 | 4 | 0.72 | | |
| 总和 Cor Total | 4922.05 | 16 | | | |
| | 模型的确定系数 R-Squared=0.9971 | | 模型的调整确定系数 Adj. R-Squared=0.9933 | | |

表 5-4(b) 纯度回归模型方差分析表(二)

| 方差来源 | 平方和 | 自由度 | 均方 | $F$ 比值 | $P$ 值(显著水平)(Prob. >$F$) |
|---|---|---|---|---|---|
| 模型 Model | 1817.41 | 9 | 201.93 | 41.081 | < 0.0001 |
| 残差 Residual | 34.41 | 7 | 4.92 | | |
| 失拟 Lack of Fit | 28.30 | 3 | 9.43 | 6.17 | 0.0556 |
| 误差 Pure Error | 6.11 | 4 | 1.53 | | |
| 总和 Cor Total | 1851.82 | 16 | | | |
| | 模型的确定系数 R-Squared=0.9814 | | 模型的调整确定系数 Adj. R-Squared=0.95757 | | |

表 5-5(a) 结晶率回归方程系数显著性检验表(一)

| 模型中的系数项 | 系数估计值 | 自由度 | 标准误差 | 95%置信度的置信区间 | | $P$ 值 |
|---|---|---|---|---|---|---|
| | | | | 95% CI Low | 95% CI High | (显著水平)(Prob. >$F$) |
| 截距 Intercept($B_0$) | 64.85 | 1 | 0.64 | 63.32 | 66.37 | <0.0001 |
| $X_1$($B_1$) | 12.50 | 1 | 0.51 | 11.30 | 13.71 | <0.0001 |
| $X_2$($B_2$) | 1.75 | 1 | 0.51 | 0.54 | 2.95 | 0.0109 |

（续表）

| 模型中的系数项 | 系数估计值 | 自由度 | 标准误差 | 95%置信度的置信区间 95% CI Low | 95%置信度的置信区间 95% CI High | P值（显著水平）（Prob. >F） |
|---|---|---|---|---|---|---|
| $X_3(B_3)$ | 16.48 | 1 | 0.51 | 15.28 | 17.69 | <0.0001 |
| $X_{12}(B_{11})$ | −12.62 | 1 | 0.70 | −14.28 | −10.96 | <0.0001 |
| $X_{22}(B_{22})$ | 1.33 | 1 | 0.70 | −0.33 | 2.98 | 0.1005 |
| $X_{32}(B_{33})$ | −12.53 | 1 | 0.70 | −14.18 | −10.87 | <0.0001 |
| $X_1X_2(B_{12})$ | −0.35 | 1 | 0.72 | −2.05 | 1.36 | 0.6461 |
| $X_1X_3(B_{13})$ | 3.61 | 1 | 0.72 | 1.91 | 5.31 | 0.0015 |
| $X_2X_3(B_{23})$ | 0.41 | 1 | 0.72 | −1.30 | 2.11 | 0.5910 |

**表 5-5(b)　纯度回归方程系数显著性检验表(二)**

| 模型中的系数项 | 系数估计值 | 自由度 | 标准误差 | 95%置信度的置信区间 95% CI Low | 95%置信度的置信区间 95% CI High | P值（显著水平）（Prob. >F） |
|---|---|---|---|---|---|---|
| 截距 Intercept$(B_0)$ | 72.91 | 1 | 0.99 | 70.57 | 75.26 | <0.0001 |
| $X_1(B_1)$ | 11.44 | 1 | 0.78 | 9.59 | 13.29 | <0.0001 |
| $X_2(B_2)$ | 0.65 | 1 | 0.78 | −1.17 | 2.54 | 0.4128 |
| $X_3(B_3)$ | 6.89 | 1 | 0.78 | 5.04 | 8.75 | <0.0001 |
| $X_{12}(B_{11})$ | −6.77 | 1 | 1.08 | −9.33 | −4.22 | 0.0004 |
| $X_{22}(B_{22})$ | −2.92 | 1 | 1.08 | −5.47 | −0.36 | 0.0306 |
| $X_{32}(B_{33})$ | −5.33 | 1 | 1.08 | −7.88 | −2.77 | 0.0017 |
| $X_1X_2(B_{12})$ | −0.31 | 1 | 1.11 | −2.93 | 2.31 | 0.7862 |
| $X_1X_3(B_{13})$ | 0.63 | 1 | 1.11 | −1.99 | 3.25 | 0.5876 |
| $X_2X_3(B_{23})$ | −0.44 | 1 | 1.11 | −3.06 | 2.18 | 0.7017 |

(1)由表 5－4(a)结晶率回归模型方差分析(ANOVA)可以看出：$F_{回归}=263.45>F_{0.01}(9,4)=14.66$，$p$ 值小于 0.0001 表明模型极其显著，不同处理间的差异极显著；由表 5－4(b)纯度回归模型方差分析 (ANOVA)可以看出：$F_{回归}=41.08>F_{0.01}(9,4)=14.66$，$p$ 值小于 0.0001 表明模型极其显著，不同处理间的差异极显著。

(2)结晶率 $F_{失拟}=5.39<F_{0.05}(9,3)=8.81$，失拟项 $P=0.0686>0.05$，不显著；纯度 $F_{失拟}=6.17<F_{0.05}(9,3)=8.81$，失拟项 $P=0.0556>0.05$，不显著。

(3)结晶率回归模型的调整确定系数(Adj. R-Squared) Adj. $R^2=0.9933$，说明该模型能解释 99.33%响应值的变化，因而该模型拟合程度良好，实验误差小，该模型是合适的，可以用此模型对超临界 $CO_2$ 萃取结晶穿心莲内酯进行结晶率分析和预测；纯度回归模型的调整确定系数(Adj. R-Squared) Adj. $R^2=0.9575$，说明该模型能解释 95.75%响应值的变化，因而该模型拟合程度良好，实验误差小，该模型是合适的，可以用此模型对超临界 $CO_2$ 萃取结晶穿心莲内酯进行纯度分析和预测。

(4)从表 5－4 和表 5－5 回归方程系数显著性检验可知，如果模型中检验项 $P$ 值小于 0.0500，则该项是显著的，否则该项不显著。结晶率模型中一次项压力 $X_1$ ($p<0.0001$)、时间 $X_3$ ($p<0.0001$) 极显著，温度 $X_2$ ($p=0.0109$)显著；二次项 $X_1^2$ ($p<0.0001$)、$X_3^2$ ($p<0.0001$) 极显著，$X_2^2$ ($p=0.1005$)不显著；交互项 $X_1X_3$ ($p=0.0015$)显著，$X_1X_2$ ($p=0.6461$)和 $X_2X_3$ ($p=0.5910$)不显著；纯度模型中一次项压力 $X_1$ ($p<0.0001$)、时间 $X_3$ ($p<0.0001$) 极显著，温度 $X_2$ ($p=0.41282$)不显著；二次项 $X_1^2$ ($p=0.0004$)极显著，$X_2^2$ ($p=0.0306$)和 $X_3^2$ ($p=0.0017$)均显著；交互项 $X_1X_2$ ($p=0.7862$)、$X_1X_3$ ($p=0.5876$)和 $X_2X_3$ ($p=0.7017$) 均不显著。

图 5－2(a)为表 5－3 中响应值结晶率 $Y_A$ 的实验值相对回归方程预测值的偏离情况对照图例。在设定的 17 组实验中最小响应值为 14.32，最大值为 72.29；预测值与实验值之间的最大偏差为

$$最大偏差(\%)=\frac{|实验值-预测值|}{实验值}\times100\%\frac{1535-14.32}{15.35}\times100\%=6.71\%$$

即最大偏差为 6.71%。

图 5－2(b)为表 5－2 中响应值结晶率 $Y_B$ 的实验值相对回归方程预测值的偏离情况对照图例。在设定的 17 组实验中最小响应值为 43.11，最大值为 79.78；预测值与实验值之间的最大偏差为

$$最大偏差(\%)=\frac{|实验值-预测值|}{实验值}\times100\%\frac{45.06-43.11}{45.06}\times100\%=4.33\%$$

即最大偏差为 4.33%。

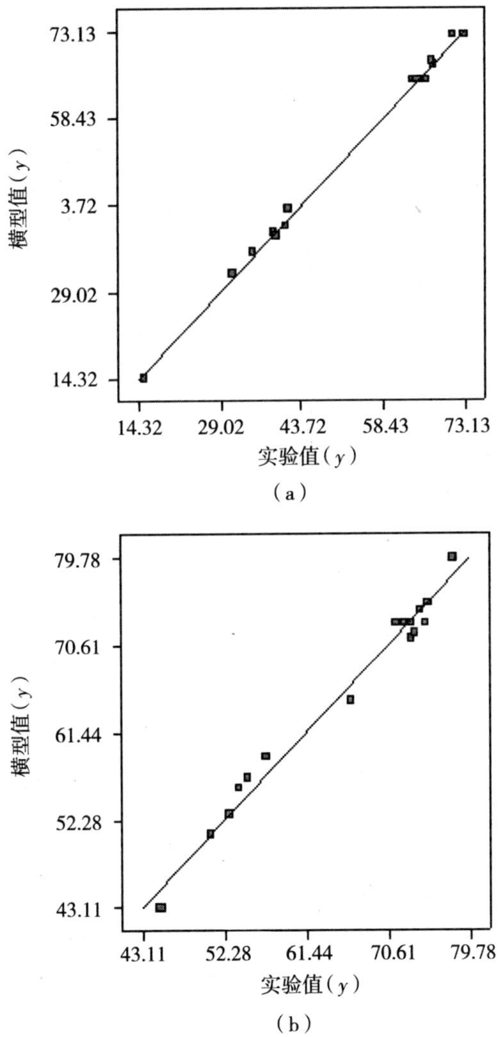


图 5－2　结晶率(a)与纯度(b)实验值与模型图预测值对照图

从这一方面说明采用响应曲面法(Design－Expert 6.0.10)进行超临界$CO_2$萃取结晶穿心莲内酯结晶率和纯度的影响实验设计所得回归方程(模型)是可行的。

$X_1$、$X_2$、$X_3$交互作用对响应值(结晶率$Y_A$和纯度$Y_B$)的影响如下图5－3(a)、图5－3(b)、图5－4(a)、图5－4(b)、图5－5(a)、图5－5(b)所示。

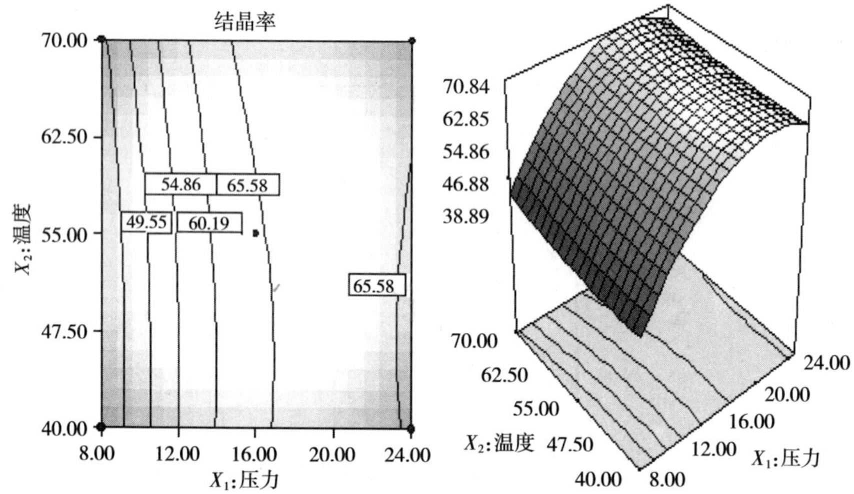


图5－3(a) $Y_A=f(X_1,X_2,75\text{min})$的响应曲面和等高线

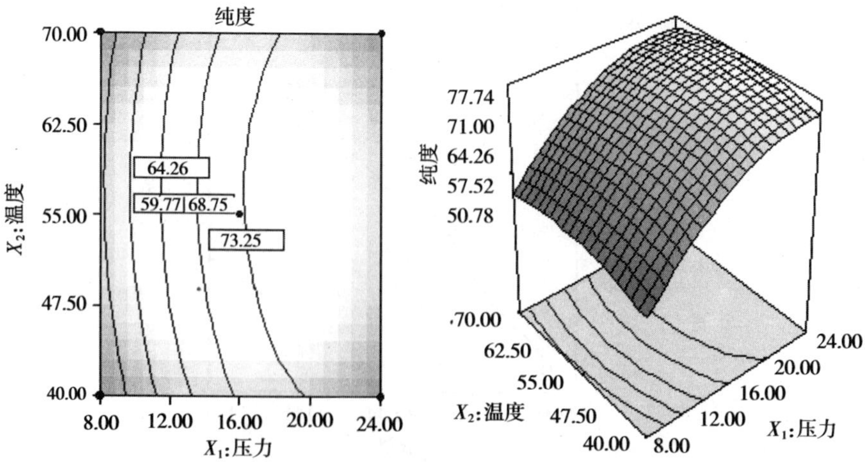


图5－3(b) $Y_B=f(X_1,X_2,75\text{min})$的响应曲面和等高线

从图 5－3(a)中可以看出，温度不变，随着压力的增大，穿心莲内酯的结晶率呈现增加趋势，而压力达到一定值，结晶率变化平缓，后继呈现下降趋势。如 $x_3=75$min，温度为 55℃，当压力为 8MPa 时穿心莲内酯的结晶率达 26.82%，压力为 17MPa 时的结晶率达 65.58%，而压力为 24MPa 时的结晶率降为 63.20%；当压力恒定，温度在 40℃～70℃范围内变化，在较低的压力变化区域内升高温度有利于结晶率的提高，但压力超过一定值后温度对结晶率影响的负面效应显著。如压力为 12MPa，$x_3=75$min，当温度达 40℃时穿心莲内酯的结晶率为 60.19%，55℃时穿心莲内酯的结晶率 63.52%，而当温度达 65℃时穿心莲内酯的结晶率为 66.92%；而压力为 18MPa，$x_3=75$min，当温度为 40℃时穿心莲内酯的结晶率达 70.13%，55℃时的结晶率 73.32%，65℃时穿心莲内酯的结晶率却降为 69.85%。

从图 5－3(b)中可以看出，温度不变，随着压力的增大，穿心莲内酯的纯度呈现增加趋势。如 $x_3=75$min，温度为 55℃，当压力为 11MPa 时穿心莲内酯的纯度达 64.26%，20MPa 时的纯度为 71.66%；当压力恒定，温度在 40℃～70℃范围内变化，一定范围内温度对纯度的影响呈正相效应，而超过一定温度后纯度有所下降。如压力为 14MPa，$x_3=75$min，当温度为 40℃时穿心莲内酯的纯度达 69.81%，55℃时穿心莲内酯的纯度达 74.25%，而温度为 65℃时穿心莲内酯的纯度降为 73.18%。

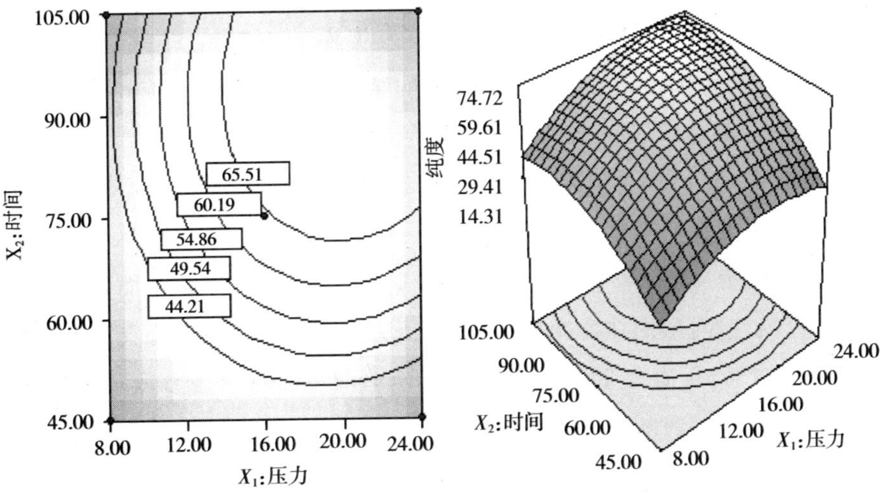


图 5－4(a)　$Y_A=f(X_1, 55℃, X_3)$的响应曲面和等高线

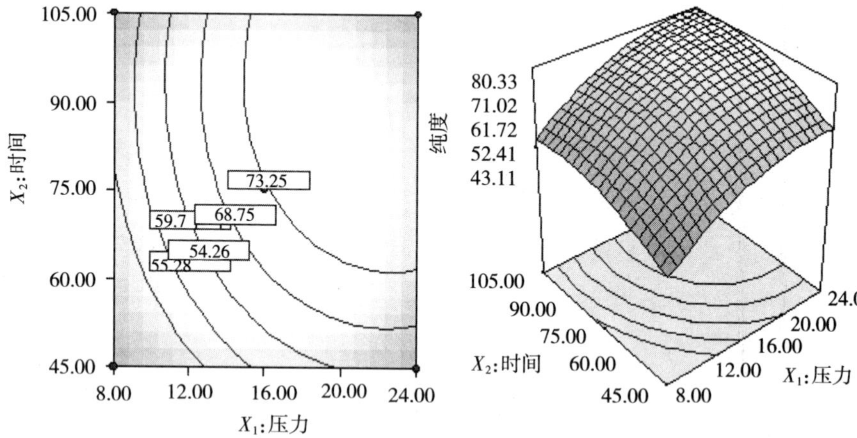


图 5-4(b) $Y_B=f(X_1,55℃,X_3)$的响应曲面和等高线

从图 5-4(a)中可以看出，时间不变，随着压力的增大，穿心莲内酯的结晶率呈现增加趋势，而压力达到一定值，结晶率变化平缓，再增加压力结晶率出现下降趋势。如 $x_2=55℃$，时间为 75min，当压力为 10MPa 时穿心莲内酯的结晶率达 48.82%，压力为 16MPa 时的结晶率达 65.05%，而压力为 24MPa 时的结晶率为 63.79%；当压力恒定，时间在 45～105min 范围内变化，在一定时间域内增加萃取结晶时间有利于结晶率的提高，但超过一定值后时间的增加对结晶率的影响却发展为负面效应。如 $x_2=55℃$，压力 12MPa，当时间为 60min 时穿心莲内酯的结晶率达 43.28%，75min 时的结晶率为 63.52%，105min 时的结晶率降为 58.91%。

从图 5-4(b)中可以看出，时间不变，随着压力的增大，穿心莲内酯的纯度呈现增加趋势。如 $x_2=55℃$，时间 60min，当压力为 10MPa 时穿心莲内酯的纯度为 57.76%，压力为 16MPa 时的纯度为 69.76%，而随着压力的增加穿心莲内酯的纯度变化平缓，当压力达 20MPa 时，穿心莲内酯的纯度为 72.01%，压力为 24MPa 时，纯度仅为 72.23%；当压力恒定，增加时间有利于穿心莲内酯纯度的提高，而时间超过一定值后，纯度变化也较为平缓。

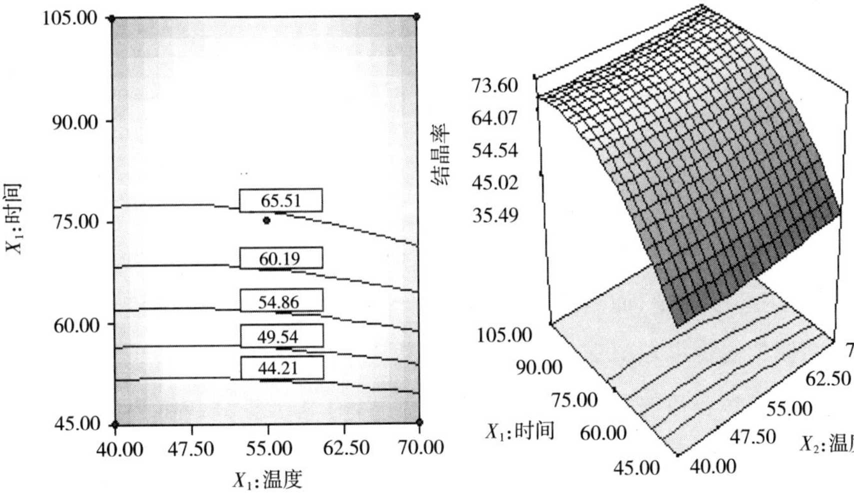


图 5-5(a)　$Y=f(16\text{MPa},X_2,X_3)$的响应曲面和等高线

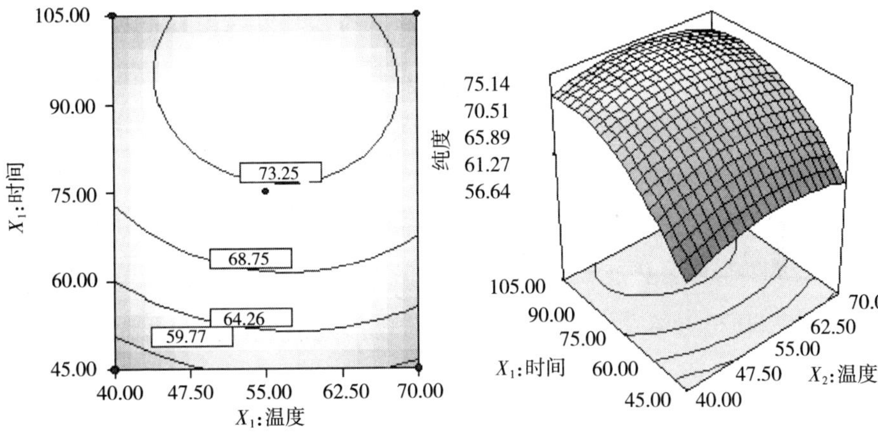


图 5-5(b)　$Y= f(16\text{MPa},X_2,X_3)$的响应曲面和等高线

从图 5-5(a)中可以看出，时间不变，温度对 $CO_2$ 萃取结晶穿心莲内酯结晶率的影响呈正相关系，较低的温度点对结晶率的影响不太明显，而温度达到一定值后，结晶率变化率有所增加。如当 $X_1=16\text{MPa}$，时间为 65min 时，温度为 40℃穿心莲内酯的结晶率为 60.17%，55℃穿心莲内酯的结晶率为 61.12%，65℃穿心莲内酯的结晶率达 64.15%；当温度恒定，时间在 45～105min 范围内变化，增加萃取结晶时间有利于穿心莲内酯结晶率的提高。如当 $X_1=16\text{MPa}$，温度为 55℃时，时间为 50min 穿心莲内酯的结晶率

44.21%,65min 穿心莲内酯的结晶率为 58.42%,80min 穿心莲内酯的结晶率达 67.21%。

从图 5-5(b)中可以看出,时间不变,随着温度的增大,穿心莲内酯的纯度呈现增加趋势,而温度超过一定值后,穿心莲内酯的纯度有所下降。如 $X_1$ =16MPa,时间为 60min 时,当温度达 40℃时穿心莲内酯的纯度为 64.26%,压力达 16MPa 时纯度为 69.76%;而温度不变,增加萃取结晶时间有利于提高穿心莲内酯的纯度,而温度范围大致在 55℃～60℃之间时纯度的变化率最高,两侧的温度区域内穿心莲内酯的纯度变化率较为缓慢,说明选择一定压力,对应选择合适的温度敏感域,增加时间,有利于提高超临界 $CO_2$ 萃取结晶穿心莲内酯的纯度。

### 5.2.2 超临界 $CO_2$ 萃取结晶穿心莲内酯最佳条件的优选

若把超临界 $CO_2$ 萃取结晶技术应用到天然药物分离中,因考虑到穿心莲内酯的结晶率和纯度的综合提高,由回归模型(1)来预测结晶率的最优条件,回归模型(2)来预测纯度的最优条件,利用统计软件 Design Expert 分析,结果见表 5-6。

从表 5-6 可知,超临界 $CO_2$ 萃取结晶穿心莲内酯工艺条件:压力 $X_1$ = 8.86～23.21MPa,温度 $X_2$ = 41.44℃～69.09℃,时间 $X_3$ = 70.36～101.32min,优化出 10 组超临界 $CO_2$ 萃取结晶穿心莲内酯工艺参数。

**表 5-6 回归模型所优化的 10 组工艺参数**

| 方案和实验 | 自变量 | | | 期望值 |
|---|---|---|---|---|
| | $X_1$(MPa) | $X_2$(℃) | $X_3$(min) | |
| 1 | 8.86 | 51.27 | 87.98 | 1.00 |
| 2 | 20.04 | 41.44 | 88.00 | 1.00 |
| 3 | 11.89 | 69.09 | 84.64 | 1.00 |
| 4 | 9.80 | 48.36 | 70.36 | 1.00 |
| 5 | 22.97 | 53.23 | 84.81 | 1.00 |
| 6 | 18.65 | 54.65 | 76.61 | 1.00 |
| 7 | 14.53 | 61.45 | 81.79 | 1.00 |
| 8 | 23.21 | 66.61 | 81.23 | 1.00 |
| 9 | 12.07 | 47.88 | 95.96 | 1.00 |
| 10 | 15.40 | 51.47 | 101.32 | 1.00 |

### 5.2.3 模型的检验

为了更好地把超临界 $CO_2$ 萃取结晶穿心莲内酯工艺应用到实践中，对以上模型中的参数进行验证实验，以获得较优的回归模型。按表 5－6 中 $x_1$、$x_2$、$x_3$ 的 10 组参数对超临界 $CO_2$ 萃取结晶穿心莲内酯的结晶率与纯度进行验证，其中表 5－7(a)统计了按回归模型(1)所预测的 10 组超临界 $CO_2$ 萃取结晶穿心莲内酯工艺参数的验证结晶率结果；表 5－7(b)统计了按回归模型(2)所预测的 10 组超临界 $CO_2$ 萃取结晶穿心莲内酯工艺参数的验证纯度结果。

**表 5－7(a) 结晶率回归模型所优化的 10 组工艺参数的验证结果**

| 实验号 | 自变量 | | | 响应值($Y_A$ 值) | | 相对误差 |
|---|---|---|---|---|---|---|
| | $X_1$(MPa) | $X_2$(℃) | $X_3$(min) | 响应预测值 | 实验值 | (%) |
| 1 | 8.86 | 51.27 | 87.98 | 46.55 | 47.90 | 2.91 |
| 2 | 20.04 | 41.44 | 88.00 | 73.02 | 77.22 | 5.75 |
| 3 | 11.89 | 69.09 | 84.64 | 61.60 | 63.10 | 2.44 |
| 4 | 9.80 | 48.36 | 70.36 | 44.55 | 41.51 | 6.83 |
| 5 | 22.97 | 53.23 | 84.81 | 71.07 | 71.52 | 0.63 |
| 6 | 18.65 | 54.65 | 76.61 | 68.48 | 69.64 | 1.69 |
| 7 | 14.53 | 61.45 | 81.79 | 66.12 | 63.48 | 3.99 |
| 8 | 23.21 | 66.61 | 81.23 | 71.39 | 67.65 | 5.24 |
| 9 | 12.07 | 47.88 | 95.96 | 59.07 | 60.29 | 2.06 |
| 10 | 15.40 | 51.47 | 101.32 | 67.99 | 68.69 | 1.03 |

**表 5－7(b) 纯度回归模型所优化的 10 组工艺参数的验证结果**

| 实验号 | 自变量 | | | 响应值($Y_B$ 值) | | 相对误差 |
|---|---|---|---|---|---|---|
| | $X_1$(MPa) | $X_2$(℃) | $X_3$(min) | 响应预测值 | 实验值 | (%) |
| 1 | 8.86 | 51.27 | 87.98 | 58.68 | 60.88 | 3.75 |
| 2 | 20.04 | 41.44 | 88.00 | 76.30 | 71.70 | 6.03 |
| 3 | 11.89 | 69.09 | 84.64 | 64.89 | 65.17 | 0.43 |

（续表）

| 实验号 | 自变量 | | | 响应值（$Y_B$ 值） | | 相对误差 |
|---|---|---|---|---|---|---|
| | $X_1$（MPa） | $X_2$（℃） | $X_3$（min） | 响应预测值 | 实验值 | （%） |
| 4 | 9.8 | 48.36 | 70.36 | 57.85 | 60.24 | 4.13 |
| 5 | 22.97 | 53.23 | 84.81 | 77.61 | 75.57 | 2.62 |
| 6 | 18.65 | 54.65 | 76.61 | 76.28 | 71.12 | 6.76 |
| 7 | 14.53 | 61.45 | 81.79 | 71.58 | 73.59 | 2.77 |
| 8 | 23.21 | 66.61 | 81.23 | 77.53 | 78.99 | 1.89 |
| 9 | 12.07 | 47.88 | 95.96 | 66.75 | 66.24 | 0.76 |
| 10 | 15.40 | 51.47 | 101.32 | 73.69 | 77.43 | 5.08 |

从表 5－7(a)、表 5－7(b)可以看出：采用 Design－Expert 软件中 Box－Behnken 法提供的 10 组工艺参数进行超临界 $CO_2$ 萃取结晶穿心莲内酯实验，结果平均相对误差分别为 3.26％和 3.42％，证明应用响应曲面法(RSM)优化的超临界流 $CO_2$ 萃取结晶穿心莲内酯是可行的。

## 5.3　本章小结

(1)用响应曲面分析法(RSM)建立了超临界 $CO_2$ 萃取结晶穿心莲内酯工艺模型。从模型的直观示图就能获得工艺参数的大概的取值范围，有利于工艺参数的选择和工艺条件的优化。响应曲面法(RSM)获得的超临界 $CO_2$ 萃取结晶穿心莲内酯的优化工艺参数见表 5－6，经检验证明该 10 组萃取结晶穿心莲内酯工艺参数是合理可靠的。

(2)在温度与时间保持不变的情况下，穿心莲内酯的结晶率随压力的升高而增加，且增长率逐渐变小，当压力超过一定值后结晶率呈下降趋势；而在本实验条件下，压力与纯度的关系始终为正相关关系。考虑到结晶率与纯度的综合效果，萃取结晶穿心莲内酯的压力一般选择在 15～20MPa 的范围内比较理想。

(3)在压力与时间保持不变的情况下，随着温度的增加，穿心莲内酯的结晶率和纯度先增后减，说明温度过低和过高都不利于萃取结晶。所以，超临界 $CO_2$ 萃取结晶穿心莲内酯的温度一般选择在 50℃～60℃范围内结果比较理想。

(4)在压力与温度保持不变的情况下，随着时间的增加，穿心莲内酯的结晶率和纯度都增加，且增长率逐渐变小；而时间超过一定值后，结晶率却有所下降。为此，超临界 $CO_2$ 萃取结晶穿心莲内酯的时间一般选择在 60～90min 范围内结果比较理想。

总之，根据实验结果可建立超临界 $CO_2$ 萃取结晶穿心莲内酯的结晶率和纯度工艺模型。因选择高结晶率与高纯度的工艺参数时，相互间存在一定矛盾，所以要根据生产中结晶率与纯度的主次矛盾，择优选择工艺条件。

# 第6章 超临界$CO_2$萃取结晶强化措施

影响超临界$CO_2$萃取结晶的因素除了上述工艺条件和结晶器外，外场也是一个重要的影响外因。因超临界$CO_2$极性低，溶解能力差，降低了其在萃取结晶纯化方面的显著性。为此，作者采用夹带剂、磁场、重复结晶法进行穿心莲内酯超临界$CO_2$萃取结晶的强化研究。

## 6.1 实验材料、设备及仪器

实验材料、设备及仪器见表6-1。

表6-1 实验材料、设备及仪器

| 材料、设备及仪器 | 生产厂家 |
| --- | --- |
| 穿心莲浸膏(穿心莲内酯含量为30%) | 合肥拓峰生物工程有限责任公司 |
| 高纯穿心莲内酯(穿心莲内酯含量为90%) | 合肥拓峰生物工程有限责任公司 |
| 穿心莲内酯标准品 | 中国药品生物制品检定所 |
| 二氧化碳(99.8%食品级) | 合肥六方特种气体厂 |
| 乙酸乙酯(分析纯) | 上海试剂一厂 |
| 甲醇(色谱纯) | 上海试剂一厂 |
| 乙醇(分析纯) | 江苏淮安恒天有限公司 |
| 丙酮(分析纯) | 江苏淮安恒天有限公司 |
| 异丙醇(分析纯) | 上海试剂一厂 |
| 重蒸水 | 合肥拓峰生物工程有限责任公司 |

（续表）

| 材料、设备及仪器 | 生产厂家 |
| --- | --- |
| 电子天平 | 上海分析仪器厂 |
| R－201 旋转蒸发器 | 上海申生科技有限公司 |
| W201B 恒温水浴锅 | 上海申生科技有限公司 |
| SHZ－D(III)循环水式真空泵 | 巩义市英峪予华仪器厂 |
| 40MPa 超临界二氧化碳萃取结晶设备 | 合肥工业大学生物机电工程研究所 |
| 1.6L 萃取结晶釜(高径比 4∶1～10∶1) | 合肥工业大学生物机电工程研究所 |
| 永久性磁铁($B_{max}=0.1T$) | 江苏阜宁电磁有限公司 |
| CT3A 型毫特斯拉计 | 上海第四电表厂 |
| HPLC 检测仪 | 美国 Waters 公司 |
| 溶剂抽真空过滤器 | 上海分析仪器公司 |
| HITACHI X－650 扫描电子显微镜 | 日本 HITACHI 公司 |
| 18kW 转靶 X 射线衍射仪 | 日本玛珂公司 |
| MAGNA－IR 750 型傅里叶变换红外光谱仪 | 美国尼高力仪器公司 |

## 6.2　夹带剂的强化研究

### 6.2.1　夹带剂的强化理论

超临界状态下，$CO_2$ 具有一定的溶解性。对于小分子、低极性、亲脂性、低沸点的物质，如挥发油、烃、酯、内酯、醚、环氧化合物等 $SCCO_2$ 表现出优异的溶解性，而对于极性较高的化合物，极性官能团（－OH，－COOH 等）愈多，溶解性愈差，故多元醇、多元酸及多羟基的物质均难以用超临界 $CO_2$ 萃取。对于分子结构较为复杂的化合物，分子量越高，越难萃取，分子量超过 500 的高分子化合物也几乎不溶。因而，萃取分子量较大和极性官能团较多的中草药有效成分，需向溶质组分和超临界 $CO_2$ 组成的二元体系中加入第三组分来改变溶解度。在超临界流体萃取研究中，通常将具有改变溶质溶解度的第三组分称为夹带剂[147]。夹带剂强化可从两个方面影响溶质在超临界流体中的溶解度和选择性[148]：一是溶剂的密度，二是溶质与夹带剂分子间的相互作用。

一般说来，具有良好溶解性能的溶剂，也往往是很好的夹带剂，如甲醇、乙醇、丙酮、乙酸乙酯等。

### 6.2.2　实验方法

虽然穿心莲内酯结构上属于内酯类化合物（如图 6－1），但是由于其分子量高达 350.44，且含有 2 个酚羟基和 1 个醇羟基，属于中等极性化合物；如果直接采用超临界 $CO_2$ 萃取，单纯通过增加压力来提高溶解度，很难取得预期的效果。为此，本实验采用乙醇、丙酮、乙酸乙酯与异丙醇为夹带剂以增加 $CO_2$ 的极性，改良超临界 $CO_2$ 对穿心莲内酯的溶解性和选择性。

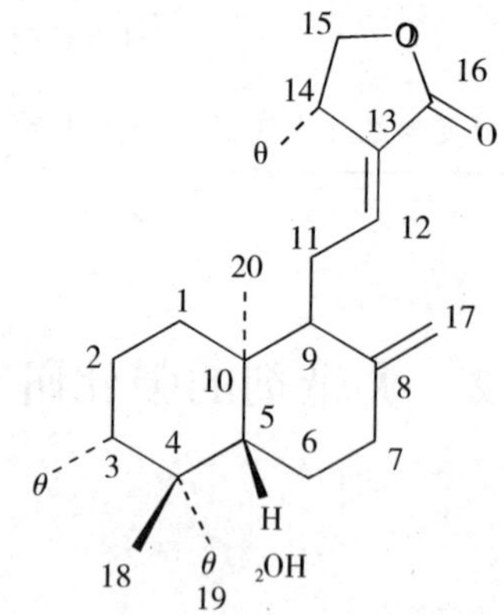

图 6－1　穿心莲内酯的结构图

本章主要将考察夹带剂对萃取结晶穿心莲内酯的结晶率、纯度、形貌等的影响。

其中结晶率按以下公式计算：

$$结晶率(\%)=\frac{结晶板上晶体量(g)\times纯度(\%)}{投料量(g)\times纯度(\%)}\times100\%$$

### 6.2.3 实验结果与分析

1. 对萃取结晶率和纯度的影响研究

(1)实验原料为高纯品。

采用 90%高纯穿心莲内酯为原料,考察夹带剂对结晶率的影响。在选择萃取结晶压力分别为 15 和 20MPa、温度 55℃、时间 60min、$CO_2$ 流量 15L/min、夹带剂量为原料 20%的条件下进行实验,如图 6-2 所示的夹带剂一结晶率变化曲线。

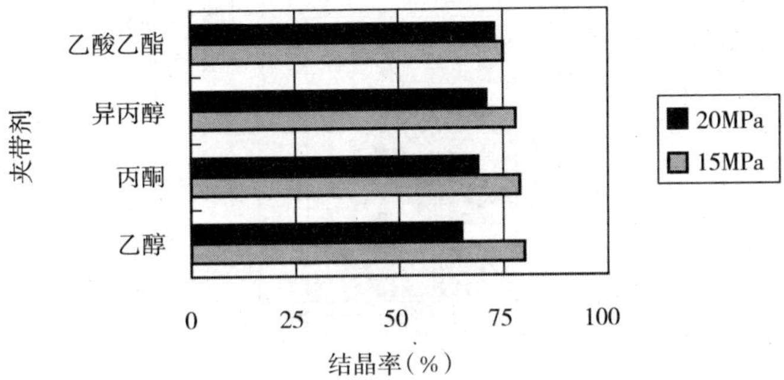


图 6-2　夹带剂与结晶率的变化曲线

由图 6-2 的变化规律可知,在较低压力值 15MPa 时,乙酸乙酯协同超临界 $CO_2$ 萃取结晶获得穿心莲内的结晶率最小,且随着夹带剂极性的升高,结晶率也呈增加趋势。这是因为高极性的夹带剂增加超临界 $CO_2$ 的极性更大,溶解性更好,结晶量也愈大;而压力从 15MPa 增加到 20MPa,夹带剂协同超临界 $CO_2$ 萃取结晶的穿心莲内酯的结晶率都有所下降,且极性较低的乙酸乙酯幅度最小,而处于最高结晶率的位置。这是因为太高的萃取结晶压力,虽然萃取率得到了改善,但同时也削弱了结晶板的吸附结晶性能,此结果进一步证实了较高压力点处结晶与溶解(解吸)间存在一个矛盾转折点。

(2)实验原料为粗提物

选择 30%穿心莲内酯浸膏为原料,在萃取结晶压力为 15 和 20MPa、温度 55℃、时间 90min、$CO_2$ 流量 15L/min 条件下,得夹带剂一纯度变化线(如图 6-3 所示)和夹带剂一结晶率变化线(如图 6-4 所示)。

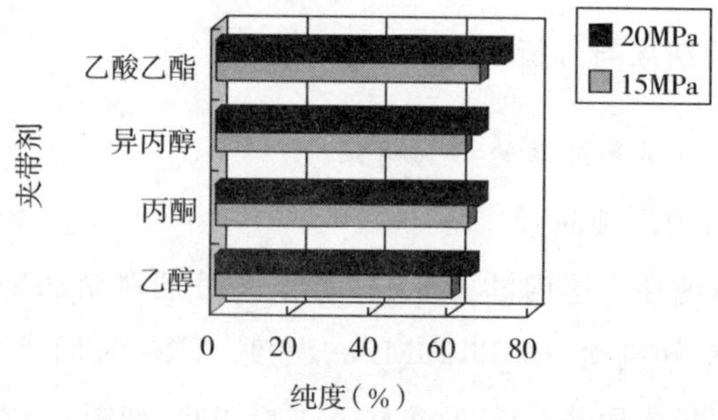


图 6-3 夹带剂与纯度的变化图

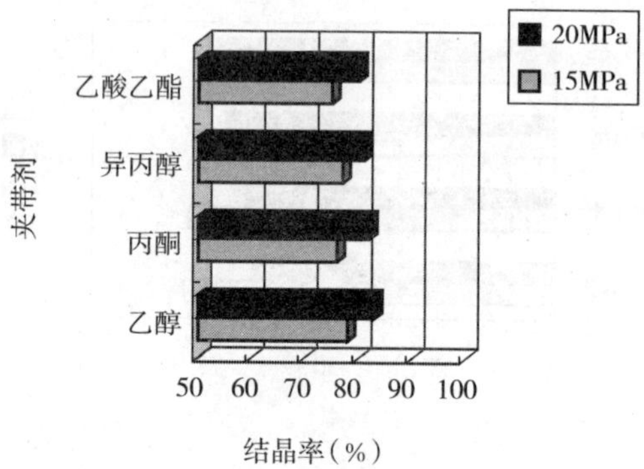


图 6-4 夹带剂与结晶率的变化图

从图 6-3、图 6-4 的变化规律可知，对于低含量的原料，在中低压力条件下，随着压力的增加，穿心莲内酯的纯度与结晶率都增加。图 6-2 中的变化规律说明，在纯度较低的原料中，由于穿心莲内酯受杂质的包络、吸附等作用，需要较高的压力才能溶解扩散出来；而夹带剂的极性越大，对超临界$CO_2$的增溶效果越强，则结晶率越高。结果表明，乙酸乙酯作为夹带剂协同超临界$CO_2$萃取结晶分离纯化的效果最好，而极性最大的乙醇的最差，原因是夹带剂协同下虽然增强了超临界$CO_2$对目标物质的溶解能力，但同时也增强了对杂质成分的溶解性，从而将降低结晶产品的纯度。由图 6-5 中综合评价值变化规律知，虽然综合评价四种夹带剂强化超临界$CO_2$萃取结晶穿心莲内酯的效果差异性不是非常明显，但考虑到萃取结晶以分离纯化为主，且前处理工序优选出乙酸乙酯为浸提溶剂，本实验选择乙酸乙酯为夹带剂，能减少生产用溶剂的种类，便于溶剂回收、减少污染，提高了生产经济性和可操作性。

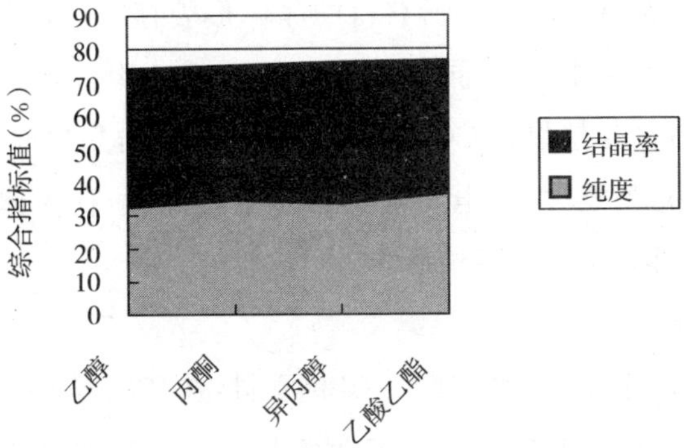


图 6－5　夹带剂与综合评价指标的关系图

注:综合评价指标值中纯度与结晶率仍按照同等的影响程度来加以评价。

2. 晶体形貌的考察

以 90％高纯穿心莲内酯为实验原料,在超临界 $CO_2$ 萃取结晶压力为 12MPa、温度 55℃、时间 60min、$CO_2$ 流量 15L/min 条件下,选择丙酮、乙醇、异丙醇与乙酸乙酯为夹带剂,得夹带剂协同下产品的 SEM 图。结果如图 6－6 所示。

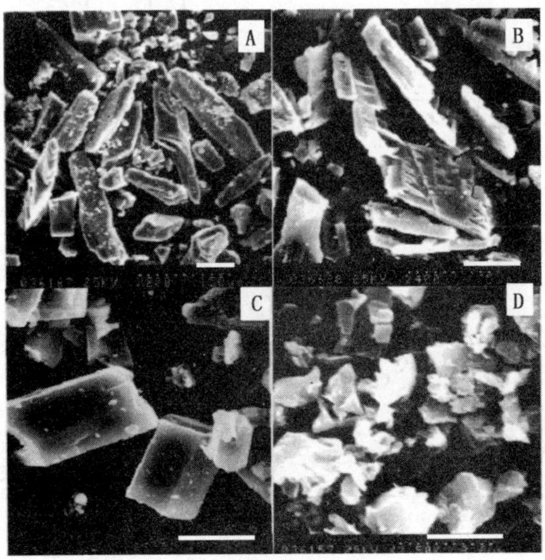


图 6－6　夹带剂协同下晶体的 SEM 图

(Bar＝30μm)

A—丙酮夹带剂协同下穿心莲内酯晶体　B—乙醇夹带剂协同下穿心莲内酯晶体
C—异丙醇夹带剂协同下穿心莲内酯晶　D—乙酸乙酯夹带剂协同下穿心莲内酯晶体

由图 6-6 可以看出，在其他工艺参数相同的条件下，不同夹带剂协同超临界 $CO_2$ 萃取结晶穿心莲内酯所获得的晶体形貌存在一定的差异。因自然界中同一元素或化合物在不同条件下容易形成结构、形态、物性不同的晶体。而不同夹带剂与超临界 $CO_2$ 结合，形成不同的结晶溶剂，由于溶剂与溶质之间的作用力，如氢键、静电力等具有一定差异性，使晶体在不同结晶面上的生长速率不同，可形成多种形貌。

3. 晶型研究

以 90%以上高纯穿心莲内酯为实验原料，在超临界 $CO_2$ 萃取结晶压力为 12MPa、温度 55℃、时间 60min、$CO_2$ 流量 15L/min 条件下，选择乙醇、丙酮、异丙醇与乙酸乙酯为夹带剂进行实验。实验结束后，在结晶板的上部取样，结果如图 6-7 所示。

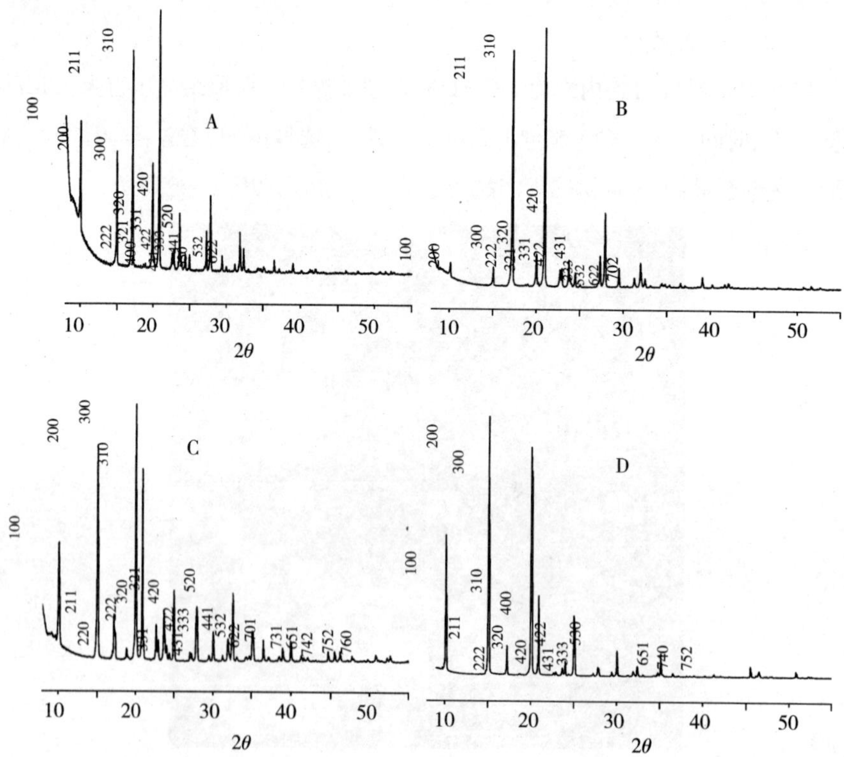


图 6-7　不同夹带剂协同下的晶体 XRD 图

A—乙醇；B—丙酮；C—异丙醇；D—乙酸乙酯

根据中国科学技术大学2005届陈克勋博士研究结果证实[149]，穿心莲内酯晶体为简单立方晶系，由此可以将各曲线上所有的衍射峰指标化。根据图6-7中指标化的结果，可以得出表6-2中不同夹带剂诱导下超临界$CO_2$萃取结晶穿心莲内酯晶体的较强衍射峰对应的结晶面分布情况。

**表6-2　不同夹带剂诱导晶体较强的衍射峰生长晶面分布情况**

| 夹带剂 | X衍射线衍射峰强度较高的晶面(由强→弱) | | | | | | |
|---|---|---|---|---|---|---|---|
| 乙醇 | 310 | 211 | 100 | 200 | 300 | 420 | 320 |
| 丙酮 | 310 | 211 | 420 | | | | |
| 异丙醇 | 300 | 200 | 310 | 100 | 520 | 420 | 320 |
| 乙酸乙酯 | 200 | 300 | 100 | 310 | 400 | | |

由表6-2中的实验结果可以看出，不同夹带剂协同下超临界$CO_2$萃取结晶获得晶体的优势生长晶面存在一定差异。由此可知，不同夹带剂在某种程度上能影响晶体生长过程晶面取向，从而形成不同的晶型，而图6-6中的SEM结果也可以得到反映。

4. 结构确证

同样，可采用IR法来考察不同夹带剂协同下晶体分子结构的改变情况。结果如图6-8所示。

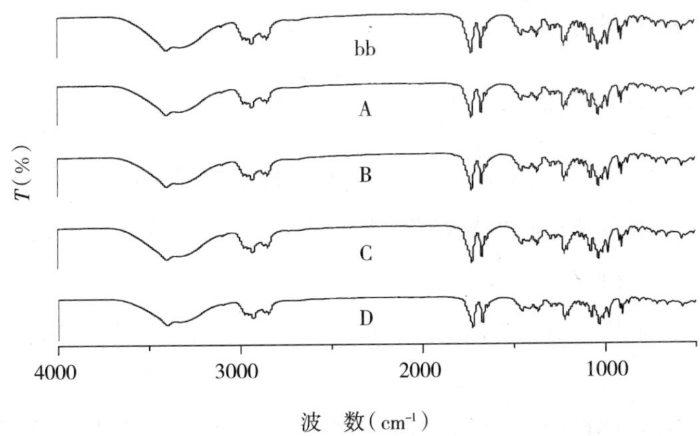


图6-8　样品的红外光谱图

bb—标准品；A—乙醇协同下；B—丙酮协同下；C—异丙醇协同下；D—乙酸乙酯协同下

从图 6－8 中各 IR 曲线可以看出，相比标准品的 IR 谱图，各夹带剂协同下获得的 IR 谱图无论是吸收峰的位置还是峰强都没有发生变化，这说明夹带剂的变化对超临界 $CO_2$ 萃取结晶穿心莲内酯晶体的分子结构没有任何影响。

## 6.3 磁场强化

磁场是一种具有特殊能量的场。这种能量作用在物质上可以改变其微观结构，从而影响物质的物理化学性质。而流体的宏观性质与分子的能垒、分子内聚力（即吸引力）等性质有很大关系。溶液经磁场处理后，分子能垒、分子内聚力发生变化，必然引起流体的宏观性质变化，从而影响溶液的结晶过程[150]。

影响整个结晶过程的因素很多，如溶液的过饱和度、杂质的存在、搅拌速度以及各种物理场等。在工业结晶器中，追求高的晶体生长速率是为了提高设备的生产能力，但实际上晶体生长速率通常受到产品质量或设备等问题的限制。应用磁场强化处理可望推动晶体生长过程，缩短结晶时间，提高设备的生产能力和产品质量。

而本文主要将考察磁场对超临界 $CO_2$ 萃取结晶穿心莲内酯晶体形貌、纯度、萃取结晶率的影响。

### 6.3.1 实验方法

由于实验设备的限制，本实验只考察了最高磁场强度为 0.1T 的磁场强化效果，且为了清楚磁铁位置，特地提供了图 6－9 所示结晶器的结构简图。

整个实验过程分四步进行。

第一步：磁场设置，即首先在萃取结晶釜中结晶器上固定两块平行的永久性磁铁；

第二步：原材料前处理，即先用乙酸乙酯在水浴条件下溶解浸提原料，再过滤、浓缩；

第三步：将滤液通过料管（或料泵）移入萃取结晶釜中，且料液的高度以不没及结晶板下端为限；

第四步：在外加磁场条件下，进行超临界 $CO_2$ 萃取结晶实验，实验结束后并进行取样观察、分析。

高效液相色谱检测检测产品纯度条件：流动相为甲醇：水＝80%：20%(V/V)，流速为 1.0mL/min，检测波长为 224nm。

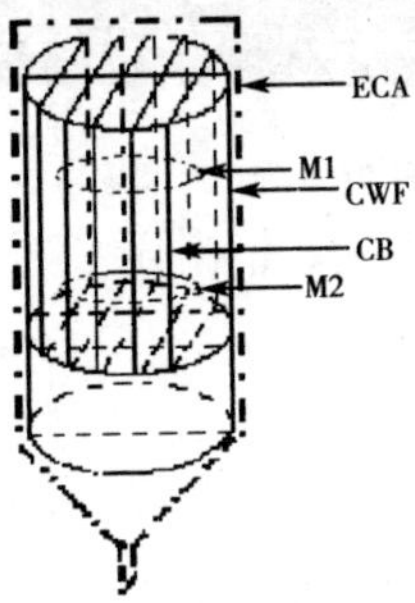


图 6－9　磁铁在萃取结晶器上位置简图

### 6.3.2　实验结果与讨论

1. SEM 考察

为了探索磁场对超临界 $CO_2$ 萃取结晶穿心莲内酯形貌的影响，研究采用 90%穿心莲内酯原料。

实验工艺条件：当萃取温度 55℃；时间 60min；$CO_2$ 流量（本文数据均已折合成标准状态）15L/min；磁场强度 0.1T，选择压力分别为 10MPa、15MPa、20MPa 时进行萃取结晶实验。

实验结束后，将结晶板由下至上平分为两段，在上段取样，扫描电镜观察到的结果如图 6－10 所示。

由图 6－10 中 SEM 图比较发现，在一定磁场强度作用下超临界 $CO_2$ 萃取结晶获得的穿心莲内酯晶体呈无规则的片状团簇，且压力越高，晶体薄片越细小，团簇也越小。

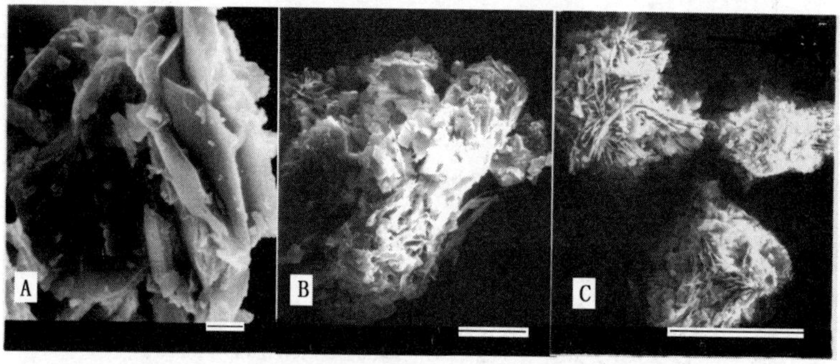


A—压力 10MPa;B—压力 15MPa;C—压力 20MPa (Bar=15μm)

图 6-10 在磁场作用下晶体 SEM 图

2. *磁场对穿心莲内酯纯度分布的影响*

为了研究磁场对穿心莲内酯结晶分布情况的影响,实验采用 30%穿心莲浸膏为原料。在控制萃取结晶釜温度 55℃、萃取时间为 80min、流量为 15L/min、磁场强度为 0.1T 条件下,选择压力为 9MPa 和 12MPa。将结晶板由下至上平分为 5 段,分别取样,获得图 6-11 所示压力一纯度变化曲线。

由图 6-11 位置一纯度变化曲线知,在磁场影响下穿心莲内酯在结晶板上仍然按照纯度梯度结晶,即从结晶板下部到上部,穿心莲内酯的纯度逐渐升高;且观察到结晶产物的颜色从下至上也是由深变浅的梯度分布。

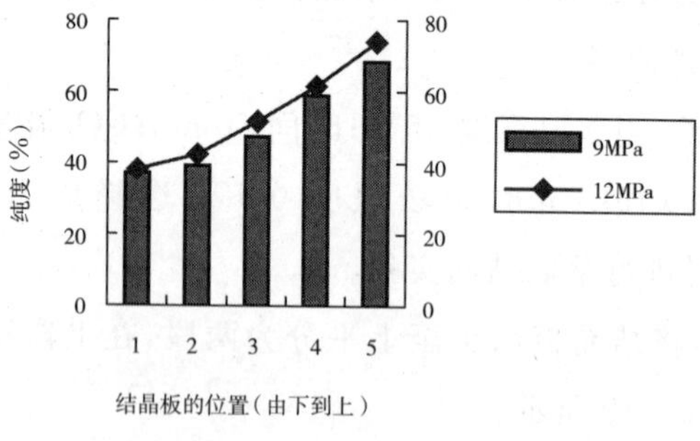


图 6-11 晶体在结晶板上的纯度分布曲线

3. *磁场对晶体纯度的影响*

实验以 30%穿心莲浸膏为原料,在控制萃取结晶釜温度为 55℃、时间 90min、流量为 15L/min、磁场强度为 0.1T 条件下,主要考察了萃取结晶压力分别为 8MPa、12MPa、16MPa、20MPa、24MPa 时,有磁场和无磁场的作用效果，其变化规律如图 6－12 所示。

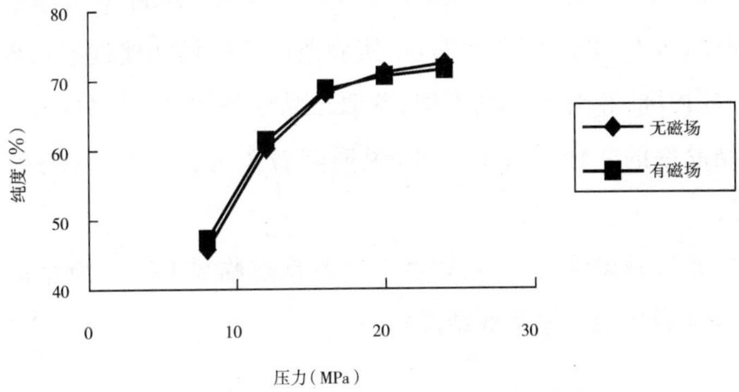


图 6－12　压力对纯度的影响

4. 磁场对结晶量的影响

为了考察磁场对超临界 $CO_2$ 萃取结晶穿心莲内酯结晶率的影响，实验以 90%穿心莲内酯为原料，在萃取结晶釜温度为 55℃、时间 60min、流量为 15L/min、磁场强度为 0.1T 条件下，选择萃取结晶压力分别为 8MPa、10MPa、12MPa、14MPa 和 16MPa 进行实验。

实验结束后，将结晶板自底至顶部平均分为 2 段，从上部取样、称量和检测。结果如表 6－3 所示。

**表 6－3　不同条件下穿心莲内酯超临界 $CO_2$ 萃取结晶率的比较**

| 条件＼压力（MPa） | 8 | 10 | 12 | 14 | 16 |
|---|---|---|---|---|---|
| 无磁场 | 28.5% | 33.4% | 35.6% | 37.3% | 41.3% |
| 有磁场 | 34.1% | 38.8% | 39.9% | 40.8% | 43.1% |

5. 结果分析

由图 6－10 中显示的实验结果知：超临界 $CO_2$ 萃取结晶穿心莲内酯时，因磁场提供的外部能量降低了结晶能垒，导致结晶加速，产生的片状晶体更加细小，且晶体受磁场的诱导，易形成团簇；而由图 6－11 知：在磁场作用下，超临界 $CO_2$ 萃取结晶穿心莲内酯在结晶板上由下至上仍依纯度梯度结晶分布，原因是穿心莲内酯与其他溶质组分在结晶板表面迁移阻尼系数不同，可形成梯度结晶；而图 6－12 也说明，磁场在诱导超临界 $CO_2$ 萃取结晶穿心莲内酯的同时，也将影响其他杂质的结晶，某种情况下能降低结晶产物中穿心莲内酯纯度；表 6－2 的数据表明，本实验条件下磁场能促进超临界 $CO_2$ 萃取结晶穿心莲内酯，相对无磁场作用，萃取结晶率增加了 5%左右；而随着压力的升高，结晶率的变化率有所下降，说明随着压力的增加，磁场的相对影响效果下降。

总之，通过磁场强化，一定程度上能改良超临界 $CO_2$ 萃取结晶穿心莲内酯的效果，特别是能增加萃取结晶率。

### 6.3.3 存在问题及展望

研究磁场对超临界流体萃取结晶的作用效果不仅有利于结晶理论的发展，而且对提高结晶速率、控制晶体粒径的分布、提高产品质量和生产能力具有重要的意义，已在一些领域显示出它的优越性。磁场作用是一门较新的、多学科交叉的边缘技术，很多理论尚待完善。磁场影响溶液结晶过程，促进溶液结晶成核和结晶生长或抑制结晶的机理，至今还不是很清楚，大多只是推断性结论，这方面还需要深入研究。

## 6.4 重复萃取结晶

重结晶，即二次以上的结晶过程，就是将晶体用合适的溶剂溶解后再次进行结晶，以提高纯度[151,152]。

超临界 $CO_2$ 重复萃取结晶，即二次以上萃取结晶，利用夹带剂乙酸乙酯与 $CO_2$ 形成混合溶剂，对目标物质穿心莲内酯具有良好的溶解选择性，且挥发性高，便于形成吸附结晶。其原理与传统的溶剂重结晶相背，因超临界 $CO_2$ 萃取结晶是母液溶解萃取目标物质后，再结晶，而传统的重结晶是母液溶解杂质的同时，目标物质结晶析出。

作为特殊的重结晶法，超临界 $CO_2$ 重复萃取结晶主要通过改变压力、温度与时间来控制结晶效果，确保产品质量。

### 6.4.1　实验方法

实验分四步进行：

第一步，原材料前处理，即先用乙酸乙酯在水浴控温下溶解首次萃取结晶原料，过滤，浓缩；

第二步，将滤液通过料管（或料泵）移入萃取结晶釜中，且料液的最大高度以不没及结晶板下端为限；

第三步，根据设计的实验工艺参数进行超临界$CO_2$重复萃取结晶；

第四步，采用SEM、HPLC对实验结果选择性取样观察、分析。

检测方法为HPLC法检测产品纯度，其色谱条件：流动相为甲醇：水＝80：20，流速为1.0mL/min，检测波长为224nm。

本实验将重点考察超临界$CO_2$二次萃取结晶压力、温度、时间对结晶穿心莲内酯晶体形貌、纯度、结晶率的影响[153]。

### 6.4.4　结果与分析

1. 压力的作用效果

为了探讨二次萃取结晶压力对穿心莲内酯的纯度与结晶率的综合效果，实验原料采用30％的穿心莲浸膏，并与首次萃取结晶进行对比评价。

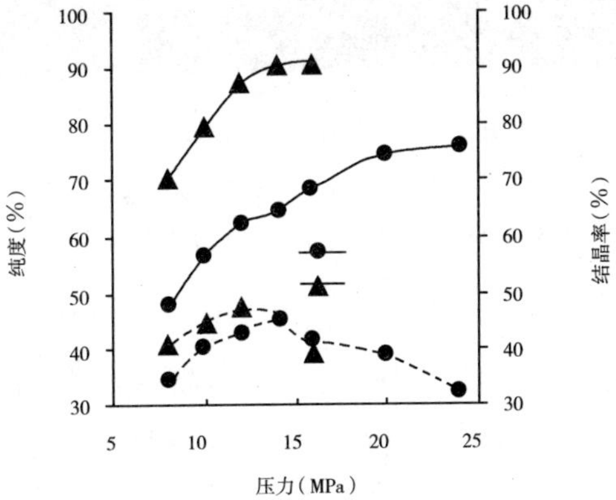


（实线表示纯度，虚线表示结晶率）

图6－13　压力对二次结晶的影响

在控制结晶釜温度 55℃、时间 60min、$CO_2$ 流量 15L/min 条件下，选择二次萃取结晶压力为 8MPa、10MPa、12MPa、14MPa 和 16MPa 进行实验；首次萃取结晶温度 55℃、时间 90min、$CO_2$ 流量 15L/min，选择压力为 8MPa、12MPa、16MPa、20MPa 和 24MPa 进行对比实验。实验结束后，自结晶板下端至顶端平均分为 2 段，在上部取样，得压力－纯度/结晶率变化曲线，如图 6－13 所示；选择性取样，进行 SEM 观察，结果如图 6－14 所示。

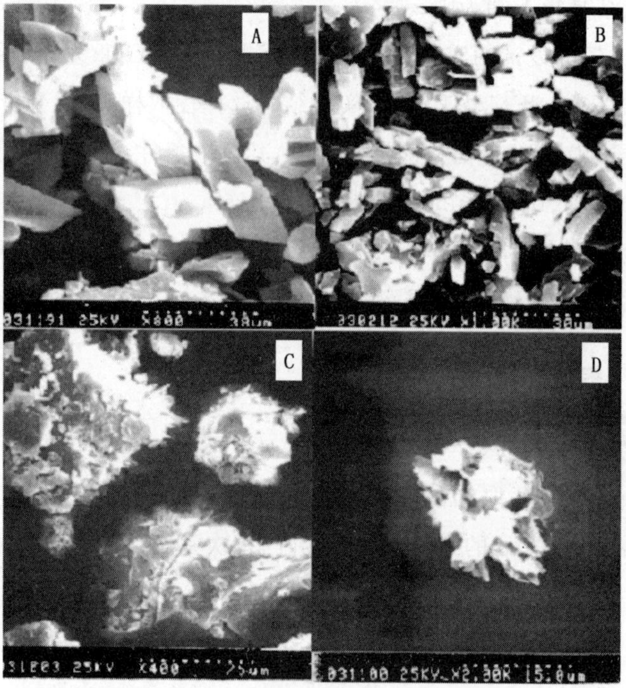


图 6－14　晶体形态的 SEM 图

A—首次萃取结晶压力为 8MPa；B—首次萃取结晶压力为 12MPa；

C—二次结晶压力为 8MPa；D—二次结晶压力为 12MPa

由图 6－13 变化曲线可知，在其他工艺参数不变的情况下，随着压力的升高，结晶板上部晶体的纯度越来越高，而结晶率先升后降，且压力影响二次萃取结晶比首次的显著。压力影响萃取结晶的原由在第三章已经得到解释。

因实验要对纯度和结晶率进行综合评价，所以首次结晶压力选择 16MPa 时，结晶率将近 50%，产品纯度达 70%。由图 6－14 可以看出，超临

界 $CO_2$ 萃取结晶压力越高，晶体颗粒度越小，且二次萃取结晶的晶体呈絮状团簇，此可解释压力影响二次萃取结晶比首次显著的原因。所以选择二次萃取结晶压力在较低处就能达到较好的结果。

本实验较适宜的二次萃取结晶压力值为 14MPa，产品纯度达到 90%以上。

2. 温度的作用效果

为了研究温度对超临界 $CO_2$ 重复萃取结晶穿心莲内酯的综合作用效果，选择重结晶压力为 14MPa、时间 60min、$CO_2$ 流量 15L/min；首次萃取结晶压力为 16MPa、时间 90min、$CO_2$ 流量 15L/min 时，进行 2 次承接性萃取结晶实验。实验温度分别为 35℃、45℃、55℃和 65℃。结晶板由底部至顶部平均分为 2 段，在上部取样，得温度一纯度/结晶率变化曲线，如图 6-15 所示。

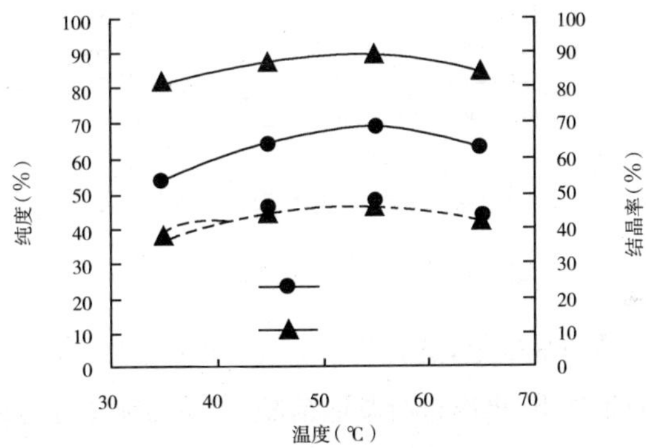


（实线表示纯度，虚线表示结晶率）

图 6-15 温度对重结晶的影响

由图 6-15 可知，适当升高温度有利于穿心莲内酯萃取结晶，更有利于提高结晶效率；而温度超过 55℃后，SC—$CO_2$ 首次、二次萃取结晶穿心莲内酯晶体的纯度与结晶率都有所下降。原因是温度升高，分子活性增强，拮抗吸附结晶能力显著后，萃取分离占优势，而结晶析出穿心莲内酯的纯度和质量都会下降。所以，选择较佳结晶温度为 55℃。

3. 时间的作用效果

在重复萃取结晶压力为 14MPa、温度 55℃、$CO_2$ 流量 15L/min 条件下，选择间分别为 40min、50min、60min、70min 和 80min 进行实验。实验结束后，将结晶板由下至上平分为 2 段，由上段取样，得时间一纯度/结晶率变化曲线，如图 6－16 所示。

由图 6－16 可知，在其他工艺参数不变的情况下，穿心莲内酯纯度与时间呈正相关性，当时间超过 60min 后，纯度变化缓慢，而结晶率开始下降，说明二次萃取结晶时间过长，超临界 $CO_2$ 将携带更多结晶析出的絮状穿心莲内酯向分离管道、分离釜迁移。考虑到晶体纯度与结晶率的综合提高，所以本实验选择的重结晶时间为 60min，结晶析出的穿心莲内酯纯度在 90.0％以上。

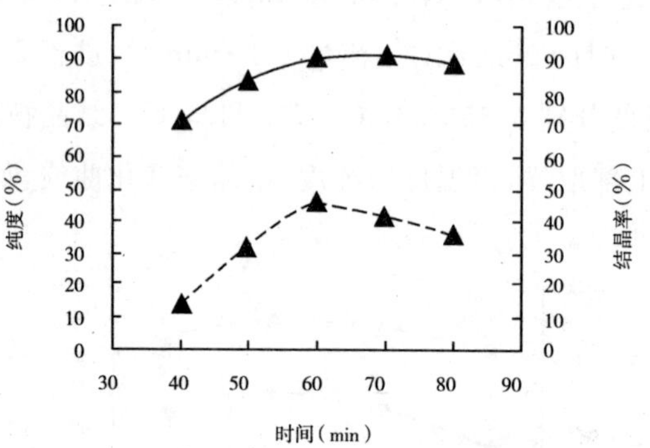


（实线表示纯度，虚线表示结晶率）

图 6－16　时间对重结晶的影响

在二次萃取结晶的基础上，选择压力为 14MPa、温度 55℃、时间 60min、$CO_2$ 流量为 15L/min 的条件下，再次进行萃取结晶，产品的纯度可达到 98％以上。

总之，重复萃取结晶能在一定程度上提高穿心莲内酯的纯度，经过三次萃取结晶后产品的纯度超过 98％，且重复萃取结晶得到的产品呈絮状团聚，颗粒度更加细小，其可提高穿心莲内酯的溶解性能，利于增强其在医药、保健品上的高效性、安全性。

## 6.5　产品理化性质评价

### 6.5.1　HPLC 分析

把经过三次萃取结晶获得的样品与标准品用甲醇溶解，配成浓度为 0.1

～0.3mg/mL 的溶液。实验用色谱条件：Waters 515 系统，2487 型紫外双光束列检测器，Symmetryshield 5μm C18 反相分析柱（φ3.9×150 mm），流动相甲醇－水＝80％－20％（V/V），流速 1.00mL/min，波长 224nm，进行检测。得图 6－17 所示的实验结果。

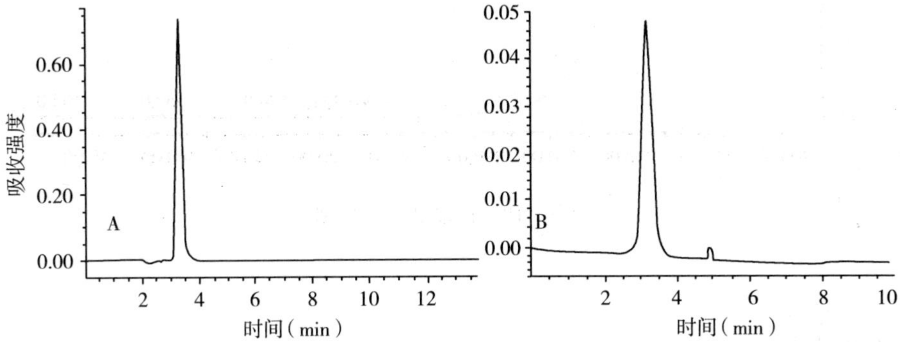


图 6－17　HPLC 图

A—标准品；B—98.1％的产品

### 6.5.2　元素分析

对纯度为 98.1％的产品进行元素分析，测定数据与计算值结果如表 6－4所示。

**表 6－4　穿心莲内酯元素分析数据**

| 测定元素 | N % | C % | H % | O % |
|---|---|---|---|---|
| 计算值 | 0 | 68.55 | 8.63 | 22.82 |
| 样品实验值 | 0 | 68.27 | 8.760 | 22.97 |
| | 0.008 | 67.62 | 8.522 | 23.85 |

由表 6－4 可知：C、H、O 元素分析实验值与穿心莲内酯的 C、H、O 元素分析计算值基本相符。

### 6.5.3　UV 分析

对纯度为 98.1％的产品进行 UV 分析，结果如图 6－18、图 6－19 所示。

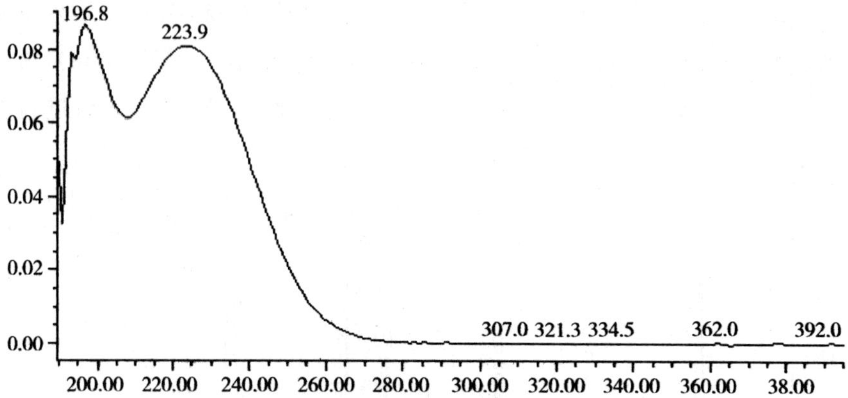


图 6－18　标准品的 UV 图

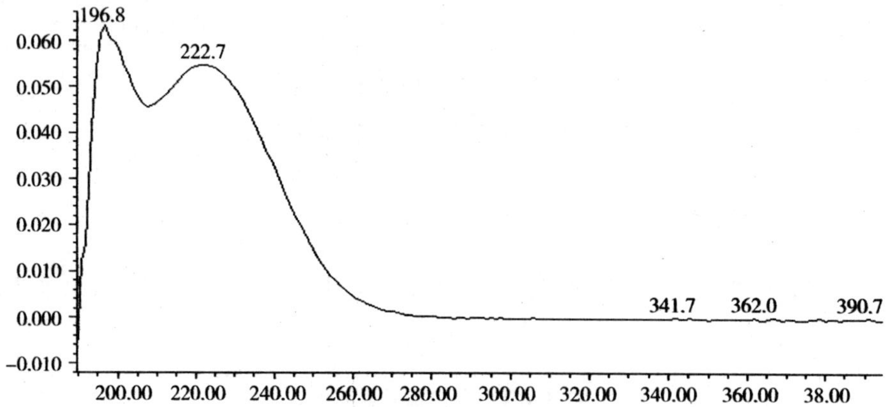


图 6－19　产品的 UV 光谱图

UV$\lambda_{max}^{MeOH}$nm 标准品：224，197

UV$\lambda_{max}^{MeOH}$nm 样品：223，197

由表 6－5 可知，纯度 98.1%产品的 UV 谱图数据与标准品的基本一致。

**表 6－5　UV 光谱检测数据**

| 对照 | 样品 | 吸收带归属 |
|---|---|---|
| 224 | 223 | |
| 197 | 197 | 内酯羰基的 $n\rightarrow\pi^*$ 吸收 |

### 6.5.4　IR 分析

对纯度 98.1%产品的 IR 检测，结果如图 6 - 20 所示。

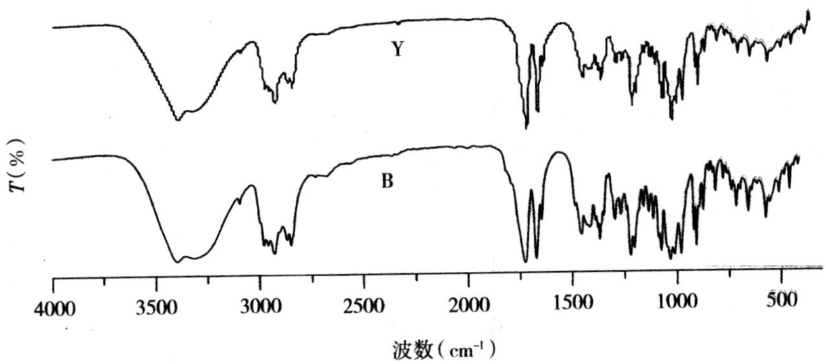


图 6 - 20　IR 光谱图

B—标准品；Y—98.1%以上的重结晶产品

从 IR 曲线可以看出，样品与标准品的吸收峰位置与强度完全一致，也就是说超临界流体萃取结晶不改变穿心莲内酯晶体的分子结构。

### 6.5.6　综合解析

穿心莲内酯的化学结构在文献中早已发表，由参考文献中报道和与标准品对照的 UV、IR 以及元素分析数据知：产品的与文献报道的元素分析、UV 数据基本一致，与标准品的 IR 完全一致。

## 6.6　本章小结

采用夹带剂、磁场、重复萃取结晶技术都可以强化超临界 $CO_2$ 萃取结晶穿心莲内酯的效果：

(1)夹带剂可增强超临界 $CO_2$ 的溶解能力和萃取结晶目标物质的选择性；从乙醇、丙酮、异丙醇、乙酸乙酯四种夹带剂中选出乙酸乙酯作为较优夹带剂，分离纯化效果最好；XRD 结果表明，四种夹带剂能诱导穿心莲内酯在超临界$CO_2$萃取结晶过程形成四种晶型。

(2)磁场对超临界$CO_2$萃取结晶穿心莲内酯具有促进作用;在萃取结晶温度为55℃、时间60min、流量15L/min、磁场强度0.1T情况下,压力在8～16MPa范围内取值,相比无磁场作用结晶率提高了5%左右。

(3)选择首次萃取结晶压力为16MPa、温度55℃、时间90min、$CO_2$流量为15L/min,重复萃取结晶压力为14MPa、温度55℃、时间60min、$CO_2$流量为15L/min条件下,能在一定程度上提高穿心莲内酯产品的纯度,同时也能改善超临界$CO_2$萃取结晶条件,特别是降低操作压力,缩短工作时间;重复萃取结晶得到的产品呈絮状团聚,颗粒度更加细小,有利于提高穿心莲内酯的溶解性能和生物利用度。

(4)重复萃取结晶3次后,能获得98%以上的高纯穿心莲内酯,其化学结构与文献报道或对照品通过元素分析、UV数据基本一致,IR谱图与标准品的完全一致,从而说明超临界$CO_2$萃取结晶不改变穿心莲内酯分子结构。

# 第 7 章　结论与建议

为了高效分离穿心莲内酯，作者以穿心莲浸膏为对象，深入分析了超临界流体萃取结晶分离机理，并就影响萃取结晶的因素进行较全面地解析；研究了超临界 $CO_2$（SC－$CO_2$）萃取结晶压力、温度、时间、流量工艺参数和结晶器的结构对目标产物——穿心莲内酯的纯度、结晶率、形貌、结晶度、晶型和分子结构等的影响，利用响应曲面法建立了相关工艺模型；考察了夹带剂、磁场强化、重复萃取结晶的影响。研究结果汇集如下：

## 7.1　主要结论

(1)采用超临界 $CO_2$ 萃取结晶分离方法可实现穿心莲内酯的快速、高效分离纯化；晶体在结晶板上依纯度呈梯度结晶分布。

(2)依表面吸附、晶核形成、晶体生长和梯度结晶四方面分析，超临界流体萃取结晶有下列特征：

①结晶器为超临界 $CO_2$ 萃取结晶提供一个表面吸附作用场，降低了结晶过程的界面活化能，形成吸附结晶；

②降低温度、增大压力有利于吸附，而结晶板的材质、表面形态等也影响着吸附作用；

③降低压力、升高温度有利于降低结晶成核的能垒，而通过外场强化，如磁场、电场等也能影响结晶成核的能垒；

④溶质中不同组分因物性以及受结晶板表面作用效果不同导致在结晶板上的迁移阻尼系数不同，从而产生梯度结晶分离。

(3)影响萃取结晶的三大主要外因是：

①工艺条件，其中工艺参数压力、温度影响超临界流体萃取结晶具有两面性；

②结晶器的结构，如表面形态、材质、板间距等对萃取结晶都具有一定的影响；

③外场，如磁场、电场等对萃取结晶会产生正相或负相作用。

(4)在萃取结晶温度 55℃、时间 90min、$CO_2$ 流量 15L/min、压力小于等于 25MPa 条件下，结晶板上部穿心莲内酯的纯度随着压力的升高而逐渐增加；结晶板上部的结晶率在低于 15MPa 前是呈增加趋势，而超过 15MPa 后呈下降趋势；晶体颗粒度随压力的升高而变细小、无规则；通过 XRD 分析，随着压力的增加，所得晶体的衍射图上杂质峰越来越少，结晶度随压力升高而提高。压力大于等于 25MPa 时，穿心莲内酯大部分进入分离釜，萃取效果强于结晶效果，因而萃取显著；通过 IR 分析，超临界 $CO_2$ 萃取结晶压力的变化不会改变穿心莲内酯晶体的分子结构。

(5)在萃取结晶压力 16MPa、时间 90min、$CO_2$ 流量 15L/min 条件下，萃取结晶温度在 35℃～65℃范围内变化，当达到 55℃时，萃取结晶穿心莲内酯的纯度最高，且适当提高温度有利缩短萃取结晶时间、改善晶体的颗粒度和均匀性；XRD 分析，随着温度的升高，所得晶体结晶度有所增加；而通过 IR 分析，超临界 $CO_2$ 萃取结晶压力的变化不会改变穿心莲内酯晶体的分子结构。

(6)在萃取结晶压力 16MPa、温度 55℃、$CO_2$ 流量 15L/min 条件下，延长结晶时间，有利于提高穿心莲内酯的纯度和改良晶体形貌。但过度延长时间将降低工作效率，一般选择时间为 90min 左右。

(7)在萃取结晶压力 16MPa、温度 55℃、时间 90min 条件下，适当增加 $CO_2$ 流量，有利于穿心莲内酯结晶，更有利于缩短萃取结晶时间；但流量超过一定值后，穿心莲内酯纯度却与流量成负相关性。

(8)采用不锈钢质结晶板，可获较优萃取结晶率和产品纯度；随着结晶器高径比的增大，结晶率增加，而纯度的增加量不太大，考虑到结晶率、纯度及生产能力的提高，结晶器高径比一般选择为 6∶1～8∶1；随着结晶板间隙的变小，萃取结晶率先增后降，穿心莲内酯纯度变化不明显，适宜的结晶板间隙为 0.4～0.6cm；结晶板由下至上，穿心莲内酯晶体颗粒越来越规则，颗粒度也有所增加。

(9)用响应曲面法(RSM)建立了超临界 $CO_2$ 萃取结晶穿心莲内酯工艺模型如下：

$$Y_A=64.85+12.50X_1+1.75X_2+16.48X_3-12.62X_{12}++1.33X_{22}-12.53X_{32}-0.35X_1X_2+3.61X_1X_3+0.41X_2X_3$$

$$Y_B=72.91+11.44X_1+0.68X_2+6.89X_3-6.77X_{12}-2.92X_{22}-5.33X_{32}-0.31X_1X_2+0.63X_1X_3-0.44X_2X_3$$

其中 $Y_A$ 为结晶率指标；$Y_B$ 为纯度指标；$X_1$、$X_2$、$X_3$ 分别是压力、温度、时间的编码值。

根据该模型，以结晶率与产品纯度为指标，实验所得穿心莲内酯的超临界 $CO_2$ 萃取结晶优化工艺条件为：压力 15～20MPa，温度 50℃～60℃，时间 60～90min。

(10)夹带剂、磁场、重复萃取结晶等均可增强超临界 $CO_2$ 萃取结晶效果：

①乙醇、丙酮、异丙醇、乙酸乙酯四种夹带剂中，乙酸乙酯分离纯化效果最好，且也能与前处理工序中选择的浸提溶剂相统一，减少了溶剂之间的污染，且通过 XRD 分析，发现不同的夹带剂将诱导穿心莲内酯晶体出现不同优势生长晶面的序列分布，形成了多种晶型和晶体形貌；

②磁场强化法对超临界 $CO_2$ 萃取结晶穿心莲内酯具有促进作用；在萃取结晶温度为 55℃、时间 60min、流量 15L/min、磁场强度 0.1T 条件下、压力 8～16MPa 条件下，结晶率相比无磁场作用提高了 5%左右。

③重复萃取结晶法既能提高穿心莲内酯的纯度，也能改善超临界 $CO_2$ 萃取结晶条件，特别是降低压力，缩短工作时间。重复萃取结晶得到的产品呈絮状团聚，颗粒度更细小，有利提高穿心莲内酯的溶解性能，从而改良产品的生物利用度。

(11) 选择首次萃取结晶压力为 16MPa、温度 55℃、时间 90min、$CO_2$ 流量为 15L/min，重复萃取结晶压力为 14MPa、温度 55℃、时间 60min、$CO_2$ 流量为 15L/min 条件下，重复 3 次萃取结晶后能获得的 98%高纯穿心莲内酯产品，其元素分析、UV 分析结果与参考文献所报道基本一致，而 IR 谱图也与标准对照品的完全一致。

## 7.2 存在问题及建议

超临界流体萃取结晶分离是一个极其复杂的物理与化学过程。它涉及蒸发、萃取、结晶、吸附、流体扰动、涨落、迁移和重力沉降等众多过程。

本研究虽从多侧面证实超临界流体萃取结晶的存在性、梯度结晶分离的可行性及相关影响因素的关联性，但对其形成原因与内在变化规律尚欠准确解释；后续的研究，建议采用相平衡、热质传递和色谱等理论，建立理论模型或准数方程，以解析超临界流体萃取结晶、梯度结晶分离机理，优化生产工艺；判明多元混合物超临界流体萃取结晶分离的必要条件和适用性。

作者所在课题组对天然产物有效成分超临界 $CO_2$ 萃取结晶分离研究正日趋深入。展望未来，预期在外场强化、技术组合、结构设计等方面会有所突破，在技术的产业化应用上必实现跨越。

# 参考文献

[1] 潘见，朱剑中. 物质成分的超临界流体结晶分离方法. CN 1220906A，1999. 6.

[2] 季宇彬. 中药有效成分药理与应用. 哈尔滨：黑龙江科学技术出版社，1995.

[3] 郑虎占，董泽宏，佘靖. 中药现代研究与应用. 北京：学苑出版社，1997，1998.

[4] J. W. King，P. C. Debenedetti，C. J. Peters (Eds. ). Supercritical fluids — fundamentals and applications. Kluwer Academic, Dordrecht, The Netherlands，2000：457.

[5] 严希康，俞俊棠. 生化分离工程. 北京：化学工业出版社，2001. 2.

[6] 张文成，潘见，陈克勋等. 天然产物活性成分新型结晶纯化技术初探. 天然产物研究与开发，2004，16(3)：241－243.

[7] Jerry W. King. Critical fluid technology for the processing of liquid-related natural products. C. R. Chimie，2004，7：647－659.

[8] C. L. Phelps，N. G. Smart，C. M. Wai. Past，present and possible future applications of supercritical fluid extraction technology. J. Chem. Educ. ，1996，73 ：1163－1168.

[9] J. M. Bayona. Supercritical fluid extraction in speciation studies. Trends of Analytical Chemistry，2000，19(2＋3).

[10] Qing-yong Lang，et al. Supercritical fluids extraction in herbal and natural product studies—a practical review. Talanta，2001，53：771－782.

[11] Gorter M. K. A new compound from *Andrographis paniculata*.

Rec. Trav. Chim. ,1911,23:151.

[12] 何祥久.穿心莲内酯大鼠体内代谢产物及瓜蒌薤白白酒汤活性成分研究.沈阳药科大学博士学位论文,2002,5.

[13] J. Singh,R. K. Reen. In vitro assessment of paracetamol-induced toxicity in the rat reuber hepatoma H4IIEC3/G⁻ cell line competent of xenobiotics metabolism. Toxicology in Vitro,1999,13:897—903.

[14] Xiang-jiu He,Jian-kuan Li,Hao Gao,et al. Four new andrographolide metabolites in rats. Tetrahedron,2003,59:6603—6607.

[15] C. Y. Zhang,B. K. H. Tan. Mechanisms of cardiovascular activity of *Andrographis paniculata* in the anaesthetized rat. Journal of Ethnopharmacology,1997,56:97—101.

[16] H. Y. Cheung,C. S. Cheung,C. K. Kong. Determination of bioactive diterpenoids from *Andrographis paniculata* by micellar electrokinetic chromatography. Journal of Chromatography A,2001,930:171—176.

[17] Misbah A. , Farooq Biabani, Rajesh K. Grover, et al. A novel diterpenoid lactone-based scaffold for the generation of combinatorial libraries. Tetrahedron Letters,2001,42:7119—7121.

[18] Prajjal K. Singha,S. Roy,S. Dey. Anti-microbial activity of *Andrographis paniculata*. Fitoterapia,2003,74:692—694.

[19] T. R. Govindachari,G. Suresh,Geetha Gopalakrishan,et al. Antifeedant activity of some diterpenoids. Fitoterapia,1999,70: 269—274.

[20] Matsuda T,Kuroyanagi M. Cell differentiation-inducing diterpene from *Andrographis paniculata* Nees. Chem. Pharm. Bull. , 1994, 42(6): 1216.

[21] 范云鸽,张秀莉,史作清等.大孔吸附树脂提取穿心莲内酯的研究.离子交换与吸附,2002,18(1):30—35.

[22] 中华人民共和国药典委员会,中华人民共和国药典(第一部),北京:人民卫生出版社,1995: 563.

[23] 刘重芳,孟月珍,薛玮.两种提取工艺的穿心莲片质量比较.中成药,1989,11(4): 3.

[24] Qi-zhen Du, Gerold Jerz, Peter Winterhalter. Separation of andrographolide and neoandrographolide from the leaves of *Andrographis paniculata* using high-speed counter-current. Journal of Chromatography A, 2003, 984: 147－151.

[25] 张文成，潘见，谢慧明等. 穿心莲内酯超临界 $CO_2$ 重结晶工艺初探. 农业工程学报，2004，20(5)：203－206.

[26] Rozzi N. L., Phippen W., Simon J. E., Singh R. K. Supercritical fluid extraction of essential oil components from lemon-scented botanicals. Lebensm Wiss Technol, 2002, 35: 319－324.

[27] Povh N. P., Marques M. O. M., Meireles M. A. A. Supercritical $CO_2$ extraction of essential oil and oleoresin from chamomile (*Chamomilla recutita* [L.] *Rauschert*). J. Supercrit. Fluids, 2001, 21: 245－256.

[28] Simandi B., Kristo S. Z. T, Kery A., Selmeczi L. K., Kmecz I., Kemeny S. Supercritical fluid extraction of dandelion leaves. J. Supercrit. Fluids, 2002, 23: 135－142.

[29] Dauksas E., Venskutonis P. R., Sivik B., Nilson T. Effect of fast $CO_2$ pressure changes on the yield of lovage (*Levisticum o. cinale Koch.*) and celery (*Apium graveolens L.*) extracts. J. Supercrit. Fluids, 2002, 22: 201－210.

[30] Ferreira S. R. S., Meireles M. A. A. Modeling the supercritical fluid extraction of black pepper (*Piper nigrum L.*) essential oil. J. Food Eng., 2002, 54: 263－269.

[31] Simandi B., Deak A., Ronyai E., Yanxiang G., Veress T., Lemberkovics E., et al. Supercritical carbon dioxide extraction and fractionation of fennel oil. J. Agr. Food Chem., 1999, 47: 1635－1640.

[32] Zancan K. C., Marques M. O. M, Petenate A. J, Meireles M. A. A. Extraction of ginger (*Zingiber o. cinale Roscoe*) oleoresin with $CO_2$ and co-solvents: a study of the antioxidant action of the extracts. J. Supercrit. Fluids, 2002, 24: 57－76.

[33] 潘见，杨克，张文成等. 精细与专用化学品，2001，14：8.

[34] 张国宏,孙奇.超临界流体萃取技术.食品科学,1999,20(1):4-6.

[35] Pawliszyn J. Kinetic mode of supercritical fluid extraction. J. Chromatogr. Sci. ,1993,31(5): 31.

[36] 王琪.超临界流体萃取强化技术及应用.精细化工,2001,18(12):736-739.

[37] Stahl E. New developments in the field of high pressure extraction of natural products with dense gases. Ber Bunsenges Physchem,1984,88:900-906.

[38] Brendan F. Graham, Anthony F. Lagalante, Thomas J. Bruno, et al. Solubility of p-t-butylcalixarenes in supercritical carbon dioxide: a comparison of static and dynamic measurement techniques. Fluid Phase Equilibria,1998,150-151:829-838.

[39] David Bush,Charles A. Eckert. Prediction of solid-fluid equilibria in supercritical carbon dioxide using linear solvation energy relationships. Fluid Phase Equilibria,1998,150-151:479-492.

[40]Yadollah Yamini,Mohammad Reza Fat'hi,Naader Alizadeh,Mojtaba Shamsipur. Solubility of dihydroxybenzene isomers in supercritical carbon dioxide. Fluid Phase Equilibria,1998,152:299-305.

[41] 廖传华,黄振仁.超临界$CO_2$流体萃取技术——工艺开发及其应用.北京:化学工业出版社,2004:7.

[42] Dobbs J. M. , Wong J. M. Modification of supercritical fluid phase behavior using polar cosolvents. Ind. ,1987,26 (1): 56-65.

[43] Schmitt W. J. The use of entrainers in modifying the solubility of phenanthrene and benzoic acid in supercritical carbon dioxide and ethane. Fluid Phases Equilibria,1986,32 (1): 77-99.

[44] Marentis R. T. , Charpentier B. A. Supercritical fluid extraction and chromatography. Washington: ACS,1988:127.

[45] 于恩平,朱美文,方之蓉等.关于超临界萃取过程中使用夹带剂的研究.化学工程,1989,17(4):21-24.

[46] Sethuraman, Ravishankar. Supercritical fluid extraction of

capsaicin from peppers. USA: Texas Tech University, 1997.

[47] Lin Juncheng, Wang Weib, Li Ganzuoa. A new strategy for supercritical fluid extraction of copper ions. Talanta Elsevier Science, 2001, 53 (6): 1149－1154.

[48] Choi Young Hae, Chin Young-Won, Kim Jinwoong, et al. Strategies for supercritical fluid extraction of hyoscyamine and scopolamine salts using basified modifiers. Journal of Chromatography, 1999, 863(1): 47－55.

[49] Camila G. Pereira, Márcia O. M. Marques, Alaíde S. Barreto, Antonio C. Siani, Eloise C. Fernandes, M. Angela A. Meireles. Extraction of indole alkaloids from *Tabernaemontana catharinensis* using supercritical $CO_2$ ＋ethanol: an evaluation of the process variables and the raw material origin. J. Supercrit. Fluids, 2004, 30: 51－61.

[50] P. Ambrosino, F. Galvano, V. Fogliano, A. Logrieco, R. Fresa, A. Ritieni. Supercritical fluid extraction of Beauvericin from maize. Talanta, 2004, 62: 523－530.

[51] Giuseppe Vasapollo, Luigia Longo, Leonardo Rescio, Loredana Ciurlia. Innovative supercritical $CO_2$ extraction of lycopene from tomato in the presence of vegetable oil as co-solvent. J. Supercrit. Fluids, 2004, 29: 87－96.

[52] Maurricio A. Rostagno, et al. Supercritical fluid extraction of isoflavones from soybean flour. Food Chemistry, 2002, 78: 111－117.

[53] 禹慧明，姚汝华，林炜铁. 夹带剂对超临界 $CO_2$ 萃取被孢霉中 γ－亚麻酸油脂的影响. 中国油脂，1999，24(2)：38－40.

[54] 臧志清，周端美，林述英. 超临界二氧化碳萃取红辣椒的夹带剂筛选. 农业工程学报，1999，15(2)：208－212.

[55] 陈洁，陈庶来，陆道礼等. 超临界 $CO_2$ 萃取辣椒红色素的研究初探. 农业工程学报，1993，9(2)：89－94.

[56] 朱仁发，杨俊，张悠金. 夹带剂在烟草超临界萃取中的应用. 烟草科技，1999，136(3)：35－36.

[57]马海乐. 生物资源的超临界流体萃取. 合肥:安徽科学技术出版社,2000:4—9.

[58] Eckard Phyllis Ruth. The investigation of primary and secondary modifiers in the extraction and separation of neutral and ionic pharmaceutical compounds with pure and modified carbon dioxide. Virginia Polytechnic Institute and State University,1998.

[59] Mulcahey Leah Jean. Applications of modifiers in supercritical fluid extraction and chromatography (trapping). Virginia Polytechnic Institute and State University,1991.

[60] 孙佳江,郭祀远. 磁场处理对蔗糖结晶速度的影响. 齐齐哈尔轻工学院学报,1995,11(2):31—34.

[61] 罗文波,王弘,于淑娟等. 磁场—溶剂协同作用对谷氨酸结晶过程的影响. 华南理工大学学报(自然科学版),2001,29(2):70—72.

[62] Higashitani K. J. Colloid and Interface Science,1992,152(1):125—131.

[63] 柴诚敬. 磁化技术在化工分离领域中的应用. 化学工业与工程,1999,(16)4:245~249.

[64] Mullin J. Crystallization. London: Butterworths Heinemanm, 1993.

[65] Dongjin Pyo. New device for controlling the amount of methanol in carbon dioxide mobile phase for supercritical fluid chromatography. Microchemical Journal,2001,68:183—188.

[66] Bailes P. J. ,Stitt E. H. Column liquid contacting with vigorous agitation balanced by electrostatic coalescence. Chem. Eng. Res. Des. , 1987,65 (9): 514—523.

[67] 宁正祥,秦燕,林伟等. 高压脉冲—超临界萃取法提取荔枝种仁精油. 食品科学,1998,19(1):9—11.

[68] Timothy J Mason. Practical sonichemistry. England: Eilis Horwood Limited,1991.

[69] 赵之平,陈澄华. 超声传质过程机理. 化工设计,1997,(6):30—35.

[70] 方瑞斌,张世鸿.超声强化超临界萃取紫杉醇的研究.分析化学新进展,1998,15(6):1243－1244.

[71] 陈钧,杨克迪,陈洁等.全国超临界技术及应用研讨会论文集,北京:清华大学出版社,1996,50－53.

[72] E. Riera, Y. Golás, A. Blanco, J. A. Gallego, M. Blasco, A. Mulet. Mass transfer enhancement in supercritical fluids extraction by means of power ultrasound. Ultrasonics Sonochemistry, 2004, 11:241－244.

[73] E. Riera, J. A. Gallego, F. Montoya, A. Blanco, A. Mulet, J. J. Benedito, R. Peña, Y. Golás, A. Berna, S. Subirats, M. Blasco, J. García. Procedimiento de separación o extracción con fluidos supercríticos asistidos por ultrasonidos de alta intensidad. 2002, Spanish Patent 200201822.

[74] Wendy C. Andersen, Thomas J. Bruno. Application of a gas liquid entraining rotor to supercritical fluid extraction removal of iron(III) from water. Analytica Chimica Acta, 2003, 485:1－8.

[75] G. P. Foy, G. E. Pacey. Supercritical fluid extraction of mercury species. Talanta, 2003, 61:849－853.

[76] Samir Abd El－Fatah, Motonobu Goto, Akio Kodama, Tsutomu Hirose. Supercritical fluid extraction of hazardous metals from CCA wood. J. Supercrit. Fluids, 2004, 28:21－27.

[77] 潘见,张文成,谢慧明.银杏萜内酯超临界 $CO_2$ 萃取结晶前处理工艺研究.食品科学,2003,24(12):86－89.

[78] 潘见,张文成,谢慧明等.压力、温度对穿心莲内酯超临界 $CO_2$ 萃取一结晶的影响.农业工程学报,2003,19(6):194－196.

[79] R. S. Mohamed, P. G. Debenedetti, R. K. Prud'homme. Effects of process conditions on crystals obtained from supercritical mixtures. AIChE J. 1989, 35 (2): 325.

[80] G. T. Liu, K. Nagahama. Application of rapid expansion of supercritical solutions in the crystallization separation. Ind. Eng. Chem. Res. 1996, 35:4626.

[81] K. Nagahama, G. －T. Liu. Supercritical fluid crystallization of solid solution, in: S. Saito, K. Arai (Eds.). Proceedings of the Fourth Inter-

national Symposium on Supercritical Fluids,1997,A: 43.

[82] S. Mawson, K. P. Johnston, J. R. Combes, J. M. DeSimone. Formation of poly(1,1,2,2—tetrahydroperfluorodecyl acrylate) submicron fibers and particles from supercritical carbon dioxide solutions. Macromolecules,1995,28:3182.

[83] Sang—Do Yeo, Min—Su Kim, Jong—Chan Lee. Recrystallization of sulfathiazole and chlorpropamide using the supercritical fluid antisolvent process. J. Supercrit. Fluids,2003,25:143—154.

[84] Sang—Do Yeo, Jae—Ho Choi, Tae—Jong Lee. Crystal formation of $BaCl_2$ and $NH_4Cl$ using a supercritical fluid antisolvent. J. Supercrit. Fluids,2000,16:235—246.

[85] Defne Kayrak, Uĕur Akman, Öner Hortaçsu. Micronization of Ibuprofen by RESS. J. Supercrit. Fluids,2003,26:17—31.

[86] Matson D. W., Fulton J. L., Petersen R. C. et al. Rapid expansion of supercritical fluid solution: solute formation of powders, thin films, and filbers. Ind. Eng. Chem. Res.,1987,26:2298—2306.

[87] Debenedetti P. G. Homogeneous nucleation in supercritical fluid. AIChE Journal,1990,36(12):1289—1292.

[88] 王亭杰,堤敦司,金涌. 超临界流体快速膨胀用于细颗粒包覆技术. 化工进展,2000,19(4): 42—47.

[89] M. Sarkari, I. Darrat, B. L. Knutson. Generation of microparticles using $CO_2$ and $CO_2$—philic antisolvents. AIChE J.,2000,46(9): 1850.

[90] T. J. Young, S. Mawson, K. P. Johnston, I. B. Henriksen, G. W. Pace, A. K. Mishra. Rapid expansion from supercritical to aqueous solution to produce submicron suspensions of water-insoluble drugs. Biotechnol. Prog.,2000,16: 402.

[91] K. Mishima, K. Matsuyama, D. Tanabe, S. Yamauchi, T. J. Young, K. P. Johnston. Microencapsulation of proteins by rapid expansion of supercritical solution with a nonsolvent. AIChE J.,2000,46(4): 857.

[92] C. Domingo, E. Berends, G. M. van Rosmalen. Precipitation of ultrafine organic crystals from the rapid expansion of supercritical solutions

over a capillary and a frit nozzle. J. Supercrit. Fluids,1997,10:39.

[93] 陈兴权,赵天生,李永昕等. 快速膨胀超临界溶液法制备细辛醚微细颗粒的研究. 化学工程,2001,29(2):12—14.

[94] Mishima K. ,Matsuyama K. ,Tanabe D. et al. Microencapsulation of proteins by rapid expansion of supercritical solution with a non-sloution. AIChE J. ,2000,46 (4): 857—865.

[95] 王亭杰,堤敦司,金涌. 用石蜡—$CO_2$超临界流体快速膨胀在流化床中进行颗粒包覆. 化工学报,2001,52(1):50—55.

[96] D. W. Matson, R. C. Petersen, R. D. Smith. Formation of silica powders from the rapid expansion of supercritical solutions. Adv. Ceramic Mater. ,1986,1(3):242.

[97] D. W. Matson,J. L. Fulton,R. C. Petersen,R. D. Smith. Rapid expansion of supercritical fluid solutions: solute formation of powders,thin films,and fibers. Ind. Eng. Chem. Res. ,1987,26:2298.

[98] D. W. Matson,R. C. Petersen,R. D. Smith. Production of powders and films by the rapid expansion of supercritical solutions. J. Mater. Sci. , 1987,22:1919.

[99] J. R. Williams,A. A. Clifford,K. D. Bartle,T. P. Kee. The production of fine particles of metal complexes using supercritical fluids. Powder Technol. ,1998,96:158.

[100] M. Türk. Formation of small organic particles by RESS: experimental and theoretical investigations. J. Supercrit. Fluids,1999,15:79.

[101] K. Nagahama,G. —T. Liu. Supercritical fluid crystallization of solid solution,in: S. Saito,K. Arai (Eds. ),Proceedings of the Fourth International Symposium on Supercritical Fluids,1997,A: 43.

[102] C. Domingo,E. Berends,G. M. van Rosmalen. Precipitation of ultrafine organic crystals from the rapid expansion of supercritical solutions over a capillary and a frit nozzle. J. Supercrit. Fluids,1997,10: 39.

[103] P. Subra,P. Boissinot,S. Benzaghou. Precipitation of pure and mixed caffeine and anthracene by rapid expansion of supercritical solutions,

in: M. Perrut, P. Subra (Eds.). Proceedings of the Fifth Meeting on Supercritical Fluid Materials and Natural Product Processing, tome 1, 1998, p. 307.

[104] E. Reverchon, G. Della Porta, R. Taddeo, P. Pallado, A. Stassi. Solubility and micronization of griseofulvin in supercritical CHF3. Ind. Eng. Chem. Res., 1995, 34: 4087.

[105] P. Alessi, A. Cortesi, I. Kikic, N. R. Foster, S. J. Macnaughton, I. Colombo. Particle production of steroid drugs using supercritical fluid processing. Ind. Eng. Chem. Res., 1996, 35: 4718.

[106] J. — H. Kim, T. E. Paxton, D. L. Tomasko. Microencapsulation of naproxen using rapid expansion of supercritical solutions. Biotechnol. Prog., 1996, 12: 650.

[107] B. Helfgen, M. Türk, K. Schaber. Theoretical and experimental investigations of the micronization of organic solids by rapid expansion of supercritical solutions. Powder Technol., 2000, 110: 22.

[108] J. W. Tom, P. G. Debenedetti. Formation of bioerodible polymeric microspheres and microparticles by rapid expansion of supercritical solutions. Biotechnol. Prog., 1991, 7: 403.

[109] J. W. Tom, P. G. Debenedetti. Particle formation with supercritical fluids. J. Aerosol Sci., 1991, 22(5): 555.

[110] J. Jung, M. Perrut. Particle design using supercritical fluids: literature and patent survey. J. Supercrit. Fluids, 2001, 20: 179.

[111] P. M. Gallagher, M. P. Coffey, V. J. Krukonis, N. N. Klasutis. Gas antisolvent recrystallization: new process to recrystallize compounds insoluble in supercritical fluids, in: K. P. Johnston, J. M. L. Penninger (Eds.). Supercritical Fluid Science and Technology ACS Symposium Series 406, American Chemical Society, Washington, DC, 1989: 335.

[112] D. J. Dixon, K. P. Johnston, R. A. Bodmeier. Polymeric materials formed by precipitation with a compressed fluid antisolvent. AIChE J., 1993, 39(1): 127.

[113] E. Reverchon. Supercritical antisolvent precipitation of micro-and nano-particles. J. Supercrit. Fluids, 1999, 15:1.

[114] Li D., Liu Z. M., Yang G. Y. et al. Phase equilibria of $CO_2$ PET phenol system and generation of PET powders by supercritical $CO_2$ anti－solvent. Polymer, 2000, 41:5707－5712.

[115] Debenedetti L., Bertucco A., Pallado P. Biotechnol. Bioenging., 1997, 53 (2): 232－237.

[116] Werling J. O., Debenedetti P. G.. Numerical modeling of mass transfer in the supercritical antisolvent process: miscible conditions. J. Supercrit. Fluids, 2000, 18(1): 11－24.

[117] Shekunov B. Yu, Baldyga J., York P. Particle formation by mixing with supercritical antisolvent at high Reynolds numbers. Chemical Engineering Science, 2001, 56:2421－2433.

[118] Chattopadhyay P., Gupta R. B. Ind. Eng. Chem. Res. 2000, 39 (7): 2281－2289.

[119] Reverchon E., Porta G. Della, Falivene M. G. Process parameters and morphology in amoxicillin micro-and submicro-particles generation by supercritical antisolvent precipitation. J. Supercrit. Fluids, 2000, 17(3): 239－248.

[120] Sarkari M., Darrat I., Knutson B. L. AIChE Journal, 2000, 46 (9): 1850－1859.

[121] Thiering R., Dehghani F., Dillow A., et al. Journal of Chemical Technology and Biotechnology, 2000, 75:42－53.

[122] 朱自强. 超临界流体技术——原理和应用. 北京：化学工业出版社，2000，9.

[123] 石磊，张小岗，张喜丰等. 混合超临界流体的密度及分子间相互作用. 物理化学学报，2000，16 (1)：31－35.

[124] 潘见，张文成. 超临界流体技术 SCF 凝聚"特种"食品至纯高效(上、下). 中国食品报，2004，4193/4200(44/45)：第3版.

[125] Mikes O. Laboratory Handbook of Chromatographic Methods. London: Van Nostrand, 1996.

[126] 卢佩章，戴朝政，张祥民. 色谱理论基础. 第二版. 北京：科学出版社，1997.

[127] 朱光明，秦华宇. 材料化学. 北京：机械工业出版社，2003.

[128] 程传煊. 表面物理化学. 北京：科学技术文献出版社，1995.

[129] [前苏]E. B. 哈姆斯基. 化学工业中的结晶. 北京：化学工业出版社，1984.

[130] 罗豪庚，仲维卓，殷之文等. 晶体的台阶生长及稳定性. 人工晶体学报，1994，23(3)：211－214.

[131] Nyvlt J.，Sohnel O.，Matuchova M.，et al. Ed. The kinetics of Industrial Crystallization. Chemical Engineering Monographs 19. Amsterdam：Elsviev，1985.

[132] Sangwal K. Study on the Mechanism of Crystal Growth from Solution. Journal of Crystal Growth，1998，192：200－214.

[133] Mullin J. Crystallization. London：Butterworths Heinemanm，1993.

[134] 丁绪滩，谈遒. 工业结晶. 北京：化学工业出版社，1985：77.

[135] 蒋春跃，潘勤敏，潘祖仁. SCF 在吸附剂上的吸附现象. 信阳师范学院学报(自然科学版)，2001，14(1)：66－73.

[136] Garside J.，et al. Ind. Eng. Chem. Fund. B. 1974：299.

[137] 陈福梅. 火工品原理与设计. 兵器工业出版社，1987.

[138] 王保民，张景林，邸运兰. GAS 超临界重结晶过程中的晶形控制问题. 火工品，2001. 2：11－13，17.

[139] L. R. Snyder. J. Chromatogr. Sci. 1969，7：352.

[140] 达世禄. 色谱学导轮(第二版). 武汉：武汉大学出版社，1999，12.

[141] 胡学桥，潘见，张文成等. 反相高效液相色谱法快速测定穿心莲中三种内酯含量. 合肥工业大学学报(自然科学版)，2001，24(6)：1083－1086.

[142] Russell T.，Fariba D.，Nei R. Current issues relating to anti-solvent micronisation techniques and their extension to industrial scales. Journal of Supercritical Fluids，2001，21：159－177.

[143] Kr ber H，Teipel U. Materials processing with supercritical

antisolvent precipitation: process parameters and morphology of tartaric acid. Journal of Supercritical Fluids, 2002, 22: 229－235.

[144] 贾绍义，柴诚敬. 化工传质与分离过程. 北京：化学工业出版社，2001，1.

[145] Ooijkaas L. P., Wilkinson E. C., Tramper J. et al. Medium optimization fox spore production of coniothyrium minitans using statistically based experimental designs. Biotechnol. Bioeng., 1999, 64: 92～100.

[146] Ismail A., Soultani S., Ghoul M. Optimization of the enzymatic synthesis of butyl glucoside using response surface methodology. Biotehnol Prog, 1998, 14: 874－878.

[147] Sunol A. K. Supercritical Fluid Science and Technology. London: Mills and Boon Limited Press, 1985: 458－464.

[148] Aubert M. C., Lee C. R., Krstulovic A. M. Supercritical fluid extraction of an organic acid using modifiers, J. Chromatogr., 1991, 557: 47－58.

[149] 陈克勋. 穿心莲内酯的超临界流体萃取结晶及晶体理化性质的研究. 博士论文，2005. 3.

[150] 胡爱军，郑捷. 磁场影响溶液结晶过程研究进展，江苏化工，2002，30(2): 30－32.

[151] Belter P. A. Cussler E. L., Hu W－S. Bioseparation: Downstream Processing for Biotechnology. New York: John Wiley & Sons Inc., 1988. 284－298.

[152] Mullin J. W. Crystallization Rev. ed. London: Butterworths, 1993.

[153] ZHANG Wen－cheng, PAN Jian. Study on Purifying Technology of Andrographolide by Supercritical $CO_2$ Secondary Gradient Crystallization. Agricultural Science in China, 2004, 3(11): 849－855.

# 附　录

1. 作者在读博期间与他人联合发表的科技论文：

[1] ZHANG Wen－cheng，PAN Jian. Study on Purifying Technology of Andrographolide by Supercritical $CO_2$ Secondary Gradient Crystallization. Agricultural Science in China，2004，3(11)：849－855.

[2] 张文成，潘见. 超临界二氧化碳二次梯度结晶穿心莲内酯的研究. 中国农业科学，2005，38(1)：140－144.

[3] 张文成，潘见，谢慧明等. 超临界二氧化碳梯度结晶穿心莲内酯的纯化工艺研究. 中国农业科学，2004，37(12)：2047－2050.

[4] 张文成，潘见，谢慧明等. 穿心莲内酯超临界$CO_2$重结晶工艺初探. 农业工程学报，2004，20(5)：203－206. (EI)

[5] 潘见，张文成，谢慧明等，穿心莲内酯在超临界$CO_2$萃取中晶体的形成与生长. 电子显微学报，2003，22(5)：377－379.

[6] 潘见，张文成，谢慧明等，压力、温度对穿心莲内酯超临界$CO_2$萃取－结晶的影响. 农业工程学报，2003，19(6)：194－196.

[7] 张文成，潘见，陈克勋等. 超临界状态下压力对穿心莲内酯萃取结晶的影响. 中草药，2004，35(3)：262－264.

[8] 张文成，潘见，陈克勋. 超临界$CO_2$萃取结晶穿心莲内酯的工艺优化. 食品科学，2005，26(2)：119－122.

[9] 张文成，潘见，陈克勋等. 天然产物活性成分新型结晶纯化技术初探. 天然产物研究与开发，2004，16(3)：241－243.

[10] Ke-xun Chen，Xing-yuan Zhang，Jian Pan，Wencheng Zhang，Ji Yong，Wenhong Yin. Influence of magnetic field on the morphology of the andrographolide crystal from supercritical carbon dioxide extraction-

crystallization. Journal of crystal growth,2003,258:163－167. (SCI)

[11] Ke-xun Chen,Xing-yuan Zhang,Jian Pan,Wencheng Zhang,Wenhong Yin. Gas antisolvent precipitation of Ginkgo ginkgolides with supercritical $CO_2$,Powder Technology. 152(2005):127－132 (SCI)

[12] 胡学桥,潘见,张文成,曾庆梅. 反相色谱法快速测定 3 种穿心莲内酯含量. 合肥工业大学学报(自然科学版),2001,24(6): 1083－1086。

2. 作者在读博期间参加的科研项目:

[1] 1999－2002 年,国家自然科学基金项目“固相物质在超临界流体中梯度 结晶分离的机理研究”(编号:29976008),潘见 教授主持。

[2] 2001－2005 年,国家自然科学基金重点项目“天然产物有效成分高效精制与纯化新技术、新方法”(编号:20136020),潘见 教授主持。

[3] 2001－2004 年,安徽省“十五”重大科技专项“现代中药有效成分提取分离关键技术”(编号:01803023),潘见 教授主持。